Gabriele

Eva Mees-Christeller

Kunsttherapie in der Praxis

Eva Mees-Christeller

Kunsttherapie in der Praxis

Urachhaus

CIP-Titelaufnahme der Deutschen Bibliothek

Mees-Christeller, Eva:
Kunsttherapie in der Praxis / Eva Mees-Christeller. –
Stuttgart : Urachhaus, 1988
ISBN 3-87838-559-5

ISBN 3 87838 559 5

Umschlag: Bruno Schachtner, Dachau,
nach einer Zeichnung von Eva Mees-Christeller.
Satz und Druck der Offizin Chr. Scheufele, Stuttgart

Inhalt

Einführung 7

Die Grundlage der künstlerischen Therapie 11

Beispiele aus der Praxis 16
Zum Malen 16
Zum Zeichnen 19
Zum Modellieren 30
Über Musik-Therapie 36

Die Kunstformen 39
Malerei 39
Zeichnung 44
Das Modellieren 48

Form und Farbe 54

Kunst-Therapeutische Gesichtspunkte 58
Wechselwirkungen im dreigliedrigen Menschen 58

Die Entwicklung der Sinne durch künstlerisches Tun . . 66

Zur Schulung von Hören und Sehen 73

Das Künstlerische als sozial-therapeutische Übung . . . 77
Vergangenheit 77
Gegenwart 78
Zukunft 80

Noch einiges über die Musik 84

Heilende Kräfte der bildenden Künste 89

Schlußwort 93

Einführung

Dieses kleine Buch möchte einen allgemeinen Einblick in die Arbeitsweise der künstlerischen Therapie auf anthroposophischer Grundlage geben und zeigen, wie diese sich bis heute entwickelt hat. Es ist für diejenigen gedacht, die Interesse für diese neue Therapieform haben, jedoch mit den Gedanken, die ihr zugrunde liegen und die aus der Geisteswissenschaft Rudolf Steiners, der Anthroposophie, kommen, noch nicht vertraut sind.

Immer wieder wird man von offizieller Seite, von Ämtern, Ärzten, Therapeuten und Interessenten nach Büchern zur künstlerischen Therapie gefragt; außer denjenigen von Margarethe Hauschka »Künstlerische Therapie« und von Rosemarie Pütz »Kunst als Therapie« gibt es bis jetzt erst wenig. Auf die Frage nach einer für Laien verständlichen Darstellung unseres Berufes will ich mit diesem Büchlein antworten.

Es soll gezeigt werden, wie bestimmte künstlerische Übungen die medikamentöse Behandlung der Kranken günstig unterstützen können. Obschon die Wirkung der einzelnen Kunstformen hier nicht bis in alle Details ausgebreitet werden kann, meine ich doch einen Eindruck davon geben zu können, was die verschiedenen Patienten an der Therapie erleben und für sich entdecken können. Im Grunde muß man sagen: Um das wirklich zu verstehen, muß man es selbst tun!

Formen der Beschäftigungstherapie und Psychotherapie sind heute weit verbreitet. Es zeigt sich, daß Gefühlsäußerungen an sich schon befreiend (auf den Kranken) wirken. Auch Gesunde suchen mehr als früher schöpferische Möglichkeiten und künstlerische Tätigkeiten, um ihre Gefühle zu äußern und ihre Stimmungen auszuleben. Die anstrengende, oft krankmachende Arbeit und Lebensart des heutigen Menschen, die phantasielose Umgebung, Eile und Lärm, alles was zu »Streß« und letztlich zur Krankheit führt, kann oft noch durch Geselligkeit, Sport, Entspannung und Hobbies kompensiert werden.

Ist der Mensch jedoch wirklich krank, dann braucht er echte Hilfe. Er wird auch Geduld nötig haben, denn das Wort Patient heißt ja »der Geduldige«. Wieder auf den für ihn richtigen Weg, in das für ihn geltende Gleichgewicht zu kommen, dafür wird – wie der Arzt die richtige Arznei – der Therapeut die angemessene Therapie suchen müssen. Er überläßt also die Wahl der therapeutischen Mittel und Aufgaben nicht dem Kranken, sondern wählt sie für ihn. Denn es geht entsprechend der Diagnose des Arztes darum, dem Patienten zu geben, was er braucht! So wird der Therapeut verschiedenen Kranken unterschiedliche künstlerische Aufgaben stellen, die in dem Menschen, der sich ihnen widmet, verschiedene Bereiche ansprechen und aktivieren. Denn es handelt sich in der künstlerischen Therapie eben nicht um das Ausleben gewisser Überschüsse, verdrängter Emotionen oder sonstiger Einseitigkeiten, sondern vielmehr soll der Patient sich *einleben* können in Erscheinungen und Erfahrungen, die er aus sich selbst heraus allein nicht finden würde. Seine Kunstäußerungen sollen nicht der ärztlichen Diagnose als ein Bild dessen dienen, was der Patient *jetzt ist,* sondern ihm die Möglichkeit geben, der zu werden, der er in Zukunft *sein will.* Mit Hilfe des künstlerischen Tuns kann er seine Wahrnehmung schulen und Freude an Natur, Schönheit und Harmonie entwickeln.

Ziel dieses künstlerischen Schaffens ist nicht ein Kunstwerk, sondern der Prozeß der Entstehung selbst. Den Kranken entreißt es der passiv hingenommenen Krankheit und führt ihn zu eigener Aktivität, durch die er lernt, Unharmonisches auszugleichen, Fehler zu verbessern, Chaotisches zu ordnen und damit gewissen natürlichen Gesetzen zu folgen. Er verbindet sich mit dem Material, überwindet Schwierigkeiten, akzeptiert Fehler, entwickelt Ausdauer. Er spürt den Sinn der Aufgabenstellung, die Verbindung zwischen den verschiedenen Übungen und fühlt sich verantwortlich für das von ihm hervorgebrachte Werk. Er hat Freude an Form, Farbe, Klang und Bewegung, die ihm zur seelischen Nahrung, zum Heilmittel werden können.

Die Grundlage der künstlerischen Therapie

Die Geisteswissenschaft Rudolf Steiners ist der Hintergrund des anthroposophischen Therapeuten. Sie bietet ein besonderes Menschbild, weist auf gewisse Zusammenhänge des Menschen mit seinem Ursprung, gibt einen bestimmten Blick auf die Naturreiche, auf Gesundheit und Krankheit. Daraus ergibt sich eine andere Sicht auf das Zeitgeschehen des heutigen Menschen, seine Vergangenheit, Gegenwart und Zukunft. Die große Perspektive der Anthroposophie läßt ein ganzheitliches Bild entstehen, das der Therapeut vom Menschen braucht, um ihn als leibliches, seelisches und geistiges Wesen zu erfassen und seine Krankheit zu erkennen. Daraus folgt, daß die Kluft, die in der Schulmedizin zwischen Wissenschaft, Kunst und Religion entstanden ist, überbrückbar wird. Der Mensch kann als Organismus wissenschaftlich, als lebendige Gestalt künstlerisch und als einmalige Persönlichkeit religiös erfaßt werden. So kann eine spirituell-künstlerische Wissenschaft entstehen, die den Menschen als Einheit von Leib, Seele und Geist begreift.

Die vielen neuen Impulse und Arbeitsfelder, die aus der Anthroposophie hervorgegangen sind, stellen dem heutigen Materialismus diesen Grundgedanken gegenüber und wollen festgefahrene, oft selbst schon krankhafte Systeme aufbrechen. Diese Erneuerung findet heute in der Pädagogik der Waldorf-Schulen, der biologisch-dynamischen Landwirtschaft, in der Dreigliederung des sozialen Organismus, in der Christengemeinschaft als Bewegung zur religiösen Erneuerung, in der Medizin, in den Naturwissenschaften und auch in der Kunst statt.

Eine deutsche Ärztin hat vor vielen Jahren die medizinischen und künstlerischen Impulse der Anthroposophie zu einem neuen Beruf vereinigt: zu dem des künstlerischen Therapeuten. Frau Dr. Margarethe Hauschka (1896–1980) errichtete ihre Schule für Künstlerische Therapie im Jahr 1962 in Bad Boll bei Göppingen. Viele Therapeuten gingen daraus hervor; es entstanden aus diesem Impuls weitere Schulen in Deutschland, Holland, der Schweiz und in England.

Was die Grundlagen einer solchen Therapie betrifft, so kann es sich nicht darum handeln, festliegende Rezepte weiterzugeben, sondern die Richtlinien zu beschreiben, nach denen gearbeitet wird. Wir meinen damit die Arbeit mit Linie, Farbe, Ton und Klang. Eine andere, wichtige neue Therapie ist die Heileurythmie, die aus der von Rudolf Steiner veranlagten Kunstform der Eurythmie entstand. Diese Bewegungskunst hat ihre eigenen Ausbildungsstätten und kann hier nicht besprochen werden, ebensowenig wie die von Dr. Hauschka entwickelte Rhythmische Massage und Badetherapie. Wir wollen uns auf die therapeutische Kraft der bildenden Künste beschränken.

Mit den Augen nehmen wir die Welt in ihren vielen Farben und Formen wahr. Diese reine Farben- und Formen-Sprache kann in ganz einfachen malerischen, zeichnerischen und plastischen Übungen wiedergegeben werden, und zwar so, daß sie unbelastet von allzu persönlicher Interpretation auf uns zurückwirken kann. Die eigenen Emotionen, die da leicht mit hineinspielen, können zurückgehalten werden, um das Erfrischende und Problemlose einer objektiven Welt der Phänomene auf uns wirken zu lassen. Auf die Dauer wird der Patient imstande sein, seinen *gesunden* Gedanken und Gefühlen im künstlerischen Tun den ihnen rechtmäßigen Raum zu geben, so daß Innen- und Außenwelt, Subjektives und Objektives zu einer Einheit verschmelzen können. Überläßt man den Patienten zu früh seiner eigenen Ausdrucksfreiheit, dann wird er in Gefahr kommen, stets mit seinem kranken, unausgeglichenen Wesensteil konfrontiert zu werden. Der Patient soll auf die Dauer auch selbstgewählte Arbeiten harmonisch-ausgeglichen bewältigen können, nachdem er erst vom Therapeuten sicher geleitet wurde. Die Wahl der zu ergreifenden Kunstart hängt immer von der Krankheit ab und muß dem Therapeuten überlassen bleiben; dabei spielen auch der Charakter, das Temperament, das Alter, die Lebensumstände und die Biographie des Patienten eine große Rolle.

In der Regel dauert die therapeutische Behandlung viele Wochen, oft Monate oder Jahre. Die Therapiestunden finden im allgemeinen ein- bis zweimal in der Woche statt. Es wird allein oder in kleineren Gruppen gearbeitet, je nach Bedarf und Möglichkeit. Eine ruhige und angenehme Umgebung ist günstig und fördert die Erlebnis- und Arbeitsintensität. Sonst könnte die Therapie zur Freizeitbeschäftigung entarten.

Daß ein Studium für den Therapeuten Voraussetzung ist, versteht sich von selbst. Er muß imstande sein, nicht nur die Diagnose des Arztes, sondern auch das, was er am Patienten wahrnimmt, in künstlerische Prozesse umzuarbeiten, indem er am Patienten »abzulesen« sucht, ob diesem die stark formende Übung mit Ton, mit Kohle in Schwarz-Weiß oder mit geometrischen Zeichnungen helfen kann, oder aber ob er das »Ausatmende« des Malens mit Wasserfarben, das befreiende Singen, das Spielerische des Linienzeichnens braucht, um sich daran »bessern« zu können.

In keinem Fall geht es um das gegenständliche Resultat der Arbeit, sondern um das Erobern neuer Fähigkeiten, Freuden und Erlebnisse, um eine Erweiterung eigener Möglichkeiten. Am Ende ist ja da der geheilte Mensch selbst das erwünschte Kunstwerk!

Als Ausgangspunkt gilt die Dreigliederung des Menschen. Der *physische Leib* zeigt das Haupt, den Brustkorb und den

Unterleib mit den Gliedmaßen. In diesen drei Gebieten liegen auch die Zentren des Nerven-Sinnessystems (Kopf), der Rhythmen (Lunge, Herz), des Stoffwechsels (Unterleib). Parallel zu diesem leiblich-physiologischen Menschen entsprechen der *Seele* des Menschen drei Seelenkräfte, die wir mit den anderen Gebieten verbunden wissen: Das Denken (Kopf), das Fühlen (Herz, Brust), das Wollen (Gliedmaßen).

Auch im *Geistigen* lebt der Mensch in drei unterschiedlichen Zuständen seines Bewußtseins: im Wachen (Kopf), im Träumen (Herz), im Schlaf (Unterbewußtsein, innere Organe). In vielen Werken Rudolf Steiners werden die Beziehungen dieser Gebiete untereinander ausführlich behandelt. Hier geht es nur um eine Andeutung und um den Zusammenhang wiederum mit den bildenden Künsten:

Das *Zeichnen* wirkt, indem es sich der Linie und des Hell-Dunkels bedient, besonders auf den oberen, den *Kopfmenschen.*

Das *Malen* wirkt durch die Farben besonders auf den mittleren, den *Brustmenschen.*

Das *Modellieren,* hauptsächlich mit Ton, wirkt besonders auf den unteren Pol, den *Stoffwechsel-Gliedmaßen-Menschen.*

Die drei Künste können therapeutisch bewußt eingesetzt werden als Brücke zwischen Innen- und Außenwelt, als gezieltes Mittel für Veränderungen in verschiedene Richtungen:

Das Zeichnen wird befreiter Intellekt: Es führt zur *Wahrheit.*
Das Malen wird geläuterte Emotion: Es führt zur *Schönheit.*
Das Modellieren wird beherrschte Kraft: Es führt zur *Güte.*

Von einer Zeichnung kann man sagen: Sie ist wahrheitsgetreu.

Vom gemalten Bild sagt man eher, daß es schön sei.

Von einer Skulptur, einer Form heißt es oft: Sie ist gut.

Die Frage: In welchem der drei Gebiete hat der kranke Mensch Hilfe nötig? beschäftigt den Therapeuten fortwährend. Er hat dabei eine große Stütze an den obengenannten Einteilungen, die auf physischem, seelischem, geistigem und künstlerichem Niveau möglich sind. Zur Verdeutlichung wird diese Einteilung hier schematisch dargestellt.

Therapie	Gestalt	phys. Leib	Seele	Geist
Kunstform: Zeichnen Malen Modellieren	*Dreigliederung:* Kopf Brust Unterleib	*Physiologie:* Nerven-Sinnesleben Rhythmisches Leben Stoffwechsel-Gliedmaßenleben	*Eigenschaft:* Denken Fühlen Wollen	*Bewußtsein:* Wachsein Träumen Schlafen

Es wirken hauptsächlich:

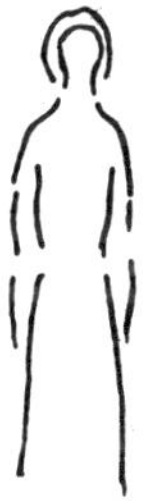

Das Zeichnen auf den oberen Menschen

Das Malen auf den mittleren Menschen

Das Modellieren auf den unteren Menschen

So bildet jede dieser Dreiheiten eine in sich geschlossene und in gegenseitiger Beziehung wirkende Ganzheit.

Beispiele aus der Praxis:

Zum Malen

In der künstlerischen Therapie wird hauptsächlich mit Wasserfarbe gemalt, und zwar auf zwei Arten:

a) auf feuchtem porösen Papier (*Naß-in-Naß*). Die Farben bleiben dadurch beweglich, veränderbar. Farbübergänge ohne Konturen ergeben sich ohne große Schwierigkeiten;

b) auf trocknem Aquarellpapier (*Schichten*). Das Bild steht auf der Staffelei und entsteht durch die vielen Farbschichten, die nach jeweiligem Trocknen übereinander gelegt werden. Die helle Farbe verdichtet sich langsam zum Leuchten, indem Schicht um Schicht die Farbe intensiviert wird, wodurch das Bild an Tiefe gewinnt.

Da viele Zeitkrankheiten mit der Atmung zusammenhängen, läßt man Patienten mit rhythmischen Störungen meistens malen. Man achtet dabei auf einen beweglichen, rhythmischen Pinselstrich, guten Kontakt mit Papier und Flüssigkeit, auf freie Körperhaltung (Abb. 1). Farbnuancen und Übergänge werden im ganzen nicht vorgemischt, sondern entstehen auf dem Bild während des Malens. Sie wirken befreiend auf die Atmung wie auch auf andere rhythmische Prozesse. Besonders ist es die Ausatmung, die der Therapeut verstärken möchte und die bei vielen Menschen verkrampft oder schwach ist; viele leiden unter dem erstickenden Einfluß unseres heutigen Lebenstempos oder lehnen sich unbewußt dagegen auf. Das soll an einem Beispiel geschildert werden:

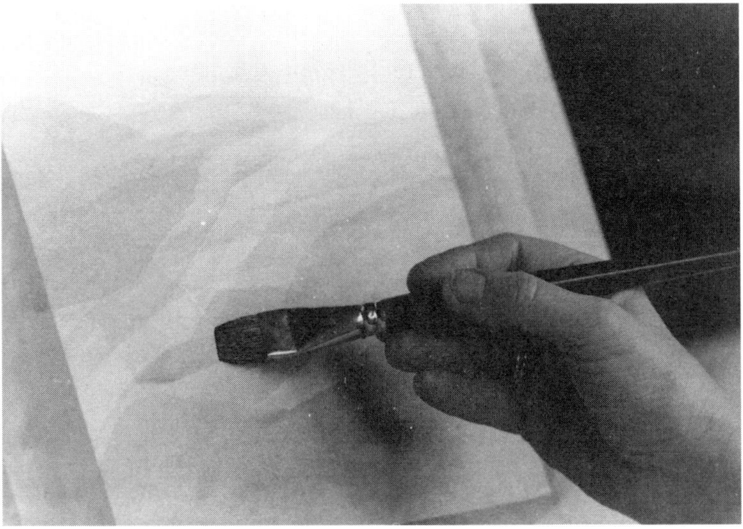

Abb. 1 Freie Körperhaltung und ein beweglicher, rhythmischer Pinselstrich sind wichtige Voraussetzungen für das Malen mit Wasserfarben.

Eine Patientin kommt in den Therapie-Raum. Sie ist überanstrengt und leidet an Schlaflosigkeit; sie sieht bleich und lustlos aus. Unsicherheit zeigt sich in den Bewegungen ihres langen, mageren Körpers. Aus ihren dünnen Lippen kommt eine eintönige, hohe Stimme.

Obgleich sie erklärt, daß sie absolut nicht malen kann und es auch nie lernen wird, läßt sie sich auf ein Gespräch darüber ein. Dabei lernen wir uns erst einmal etwas kennen, und nach einiger Zeit ist sie doch bereit, diese Art des Malens wenigstens einmal zu probieren. Das Papier wird mit einem Schwämmchen angefeuchtet, und man sieht, wie es sich wellt und ein bißchen »lebendig« wird; auch ändert sich seine Farbe. Diese Vorbereitung ist wie das Pflügen eines Ackers, bevor die Samen hineingestreut werden können: Eigentlich ist die Vorbereitung für das zu malende Bild schon der erste Schritt, so daß das Beginnen des Malens selbst nicht mehr so schwierig erscheint. Ich lasse die Patientin dann lieber auch erst nur den Pinsel ins Wassertöpfchen eintauchen und mit diesem, noch ohne Farben, über das Papier streichen. Sie entdeckt dabei allerlei Richtungen, den Druck, die Schnelligkeit, mit der gemalt werden kann. Nun wird die Frau entspannter, seufzt erleichtert, und wir wählen verdünntes Ultramarin-Blau, das sie so auftragen soll, daß zwischen der größten Dunkelheit an den Rändern des Blattes und der größten Helligkeit in der Mitte ein schöner, unmerkbarer Übergang entsteht. So lernte sie die blaue Farbe erfahren, ohne daß diese in Formen zerteilt wurde. Die Ruhe, das Weite, das vom lichten Blau ausging, und das äußere, tiefe Blau konnten in ihr das Gefühl für diese besondere Farbqualität erwecken. Der Helldunkel-Übergang der Farbe vermochte ihre eigene Seelenstimmung zu ordnen und zu harmonisieren. Einmal entstand ein blauer Klecks mitten in der Helligkeit ihres Bildes, und sie war verzweifelt. Doch sind solche Momente wichtig! Der Fleck war nicht wegzuwischen, er half jedoch zu einem weiteren Stadium: Es mußte nun doch eine Form entstehen, der Fleck war die Notwendigkeit und auch die Anregung dazu! Die Patientin vergrößerte den Flecken zu einem Baumstumpf, der erst einsam in seiner kühlen Umgebung dastand. Sie wollte ihn nun selber mit etwas Efeu umranken, malte dann noch Gräser um ihn herum und einen Weg, der aus dem Nachtdunkel der Ränder zur hellen Mitte des Bildes führte. Ihre Phantasie war aufgewacht an der Frage, die ihr Bild an sie stellte. Sie war froh darüber und erstaunt, daß all das Unerwartete einfach geschehen kann. In jener Nacht schlief sie ohne Schlaftablette. Es war der Anfang vieler, von stiller, kontinuierlicher Begeisterung getragenen Malübungen. Bald kamen auch andere Farben hinzu und konnten sie erfreuen (Abb. 2). Die Patientin wurde zusehends offener, wärmer, entspannter. Sie sah die Farben in der Natur in ihrer Fülle, vielleicht zum ersten Mal, und machte daran ihre Beobachtungen. Ihr Tag war erfüllt mit Farben!

Zum Zeichnen

Das Zeichnen wird oft nicht als spezielle Kunst genannt, wie das bei der Malerei und Plastik der Fall ist. Dennoch ist es ein ganz eigenes, und durch seine Vielfalt in der Therapie nicht zu unterschätzendes Gebiet (Abb. 3). Wir gebrauchen darin ganz verschiedene Arbeitsweisen:

a) *Exaktes Zeichnen* nach der Natur, nach Objekten im liebevollen Wahrnehmen (Abb. 4).

b) *Geometrisches Zeichnen* entsprechend den Gesetzen, meistens aus freier Hand (Abb. 5).

c) *Dynamisches Zeichnen* nach den Bewegungen der vier Elemente: Erde, Wasser, Luft und Wärme (Abb. 6).

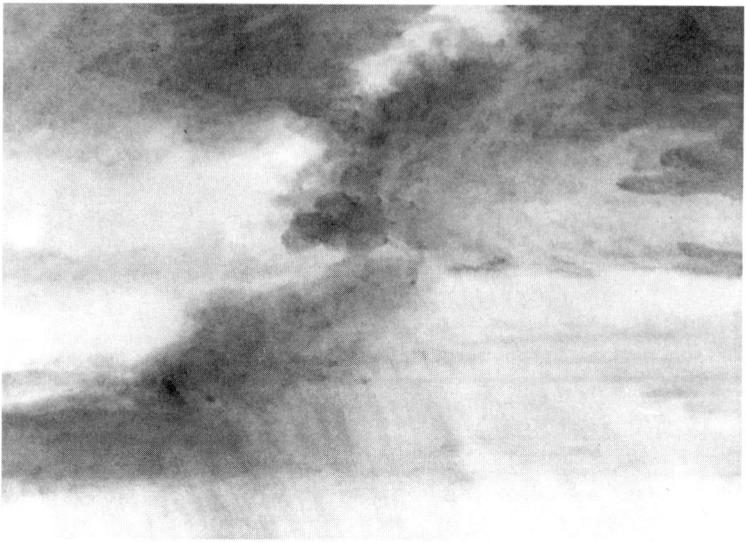

Abb. 2 Wolkenstudien. Zwischen Licht und Finsternis erscheinen die Farben. Im Naß-in-Naß arbeitet man spontan und beweglich.

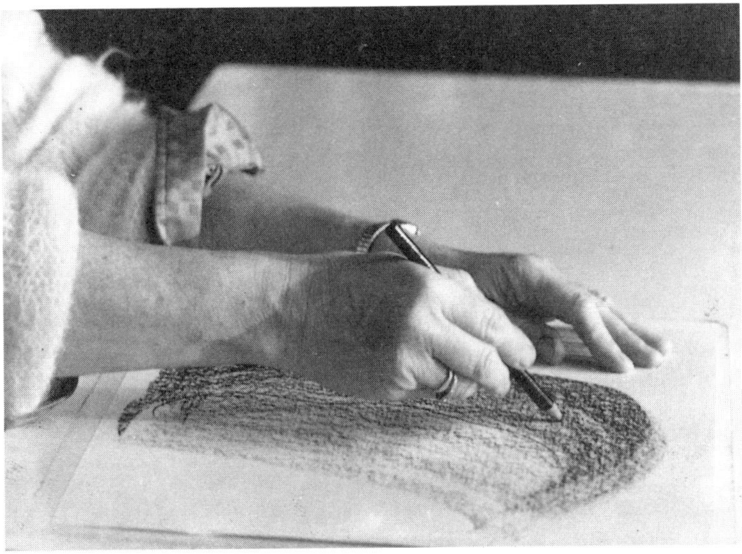

Abb. 3 Das Zeichnen ist durch seine verschiedenen Techniken vielfältig in der Therapie einzusetzen.

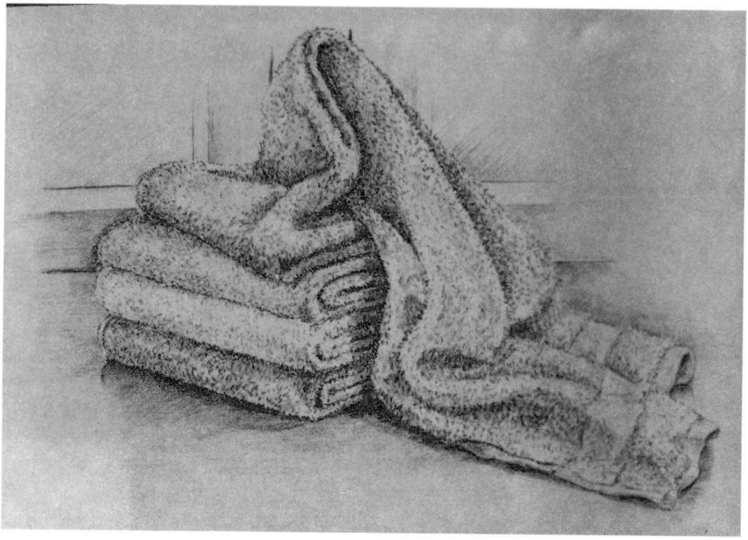

Abb. 4 Exaktes Zeichnen nach einer Vorgabe. Der Patient verbindet sich dadurch mit seiner Umgebung und gewinnt wieder Interesse an der Umwelt.

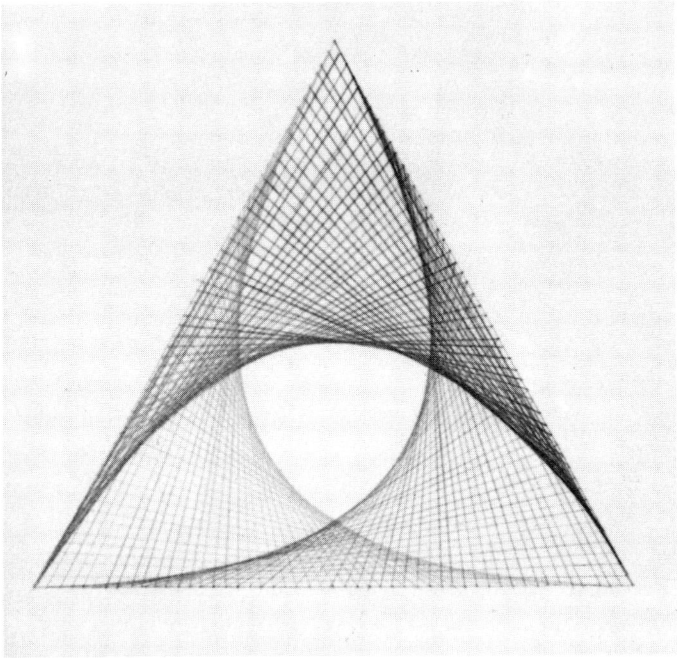

Abb. 5 Geometrische Übungen erfordern exakte Arbeit. Das wirkt gestaltend auf das Denken und hilft bei Konzentrationsschwäche.

d) *Formen-Zeichnen* in Wiederholungen, Rhythmen, Spiegelungen von Ornamenten (Abb. 7).

e) *Schraffieren* mit kurzen diagonalen graden Linien: hell und dunkel in Schichten, ohne Konturen (Abb. 8).

f) *Kohle-Zeichnen* in Hell-Dunkel-Übergängen bis zu fast plastischen und dramatischen Szenen (Abb. 9).

Dazu kommt noch das Zeichnen mit Farbstiften, Pastell und Ölkreide.

Das Zeichnen hat im ganzen etwas Ernstes, Beschreibendes, besonders da, wo es bei der Arbeit um Linien geht. Darin liegt seine gestaltende Wirkung auf das Denken. Das exakte und geometrische Zeichnen hilft allzu verträumten Menschen und wirkt gut bei Konzentrationsschwächen. Das dynamische Zeichnen und das Formenzeichnen können bei Sprach-(Stottern) und Schreib- oder Leseschwierigkeiten (Dyslexie) günstig einwirken wie auch bei Streß und Nervosität. Schraffieren und Kohlezeichnen wirken ausgleichend auf Gemütsstimmungen (Unsicherheit, Depressionen, Epilepsie). Fast immer wird man die Technik und das Material wählen, die an den Zustand des Kranken anschließen, so daß er jedenfalls innerlich eine Beziehung dazu hat. Von da aus wird man seine Stimmungen erweitern und ausbreiten über andere Gebiete.

Beispiel: Ein Gruppenleiter eines Internats erkrankte an zu hohem Blutdruck, Furunkeln und Schweißausbrüchen. Er hatte sich zu viel aufgeregt, war überfordert und lebte in ständigem Streit mit seinen Kollegen. Der fortwährende Ärger hatte darüber hinaus auch ein Magengeschwür mit sich gebracht. Ich ließ ihn Zeichenübungen aus freier Hand machen, wobei es sich um das Verhältnis von Mittelpunkt und Peripherie handelte: z. B. einen Kreis, dann den Mittelpunkt; ei-

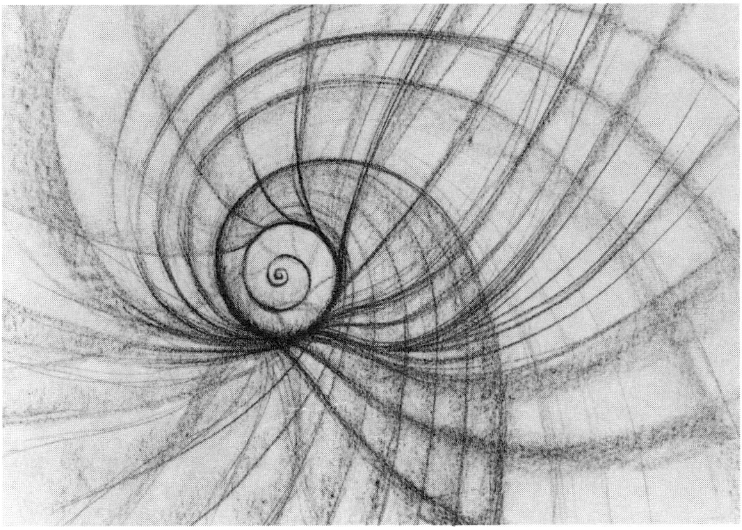

Abb. 6 Dynamisches Zeichnen. Der Patient lernt, Bewegungen in der Natur – hier die Gestaltung eines Schneckenhauses – zeichnerisch nachzuvollziehen.

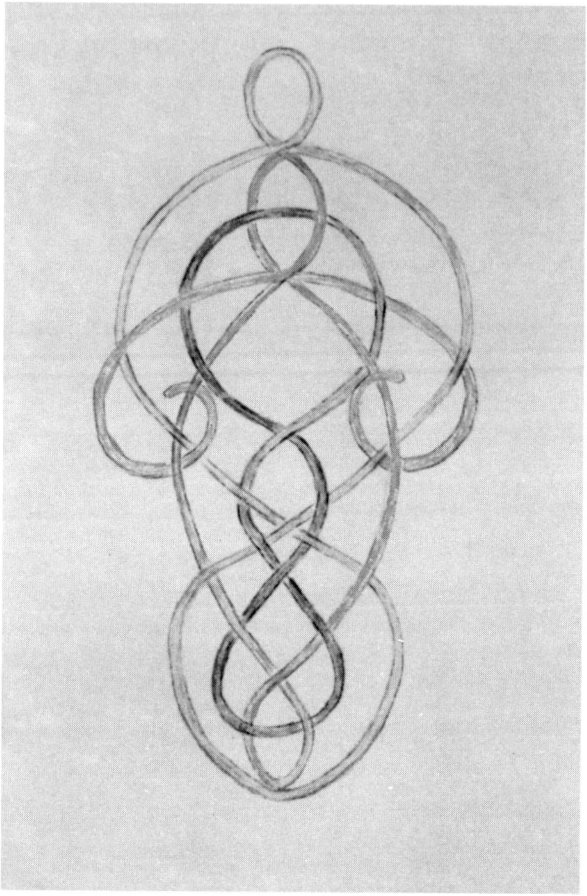

Abb. 7 Formenzeichnen in Spiegelung von Ornamenten wirkt günstig bei Schreib- und Leseschwierigkeiten.

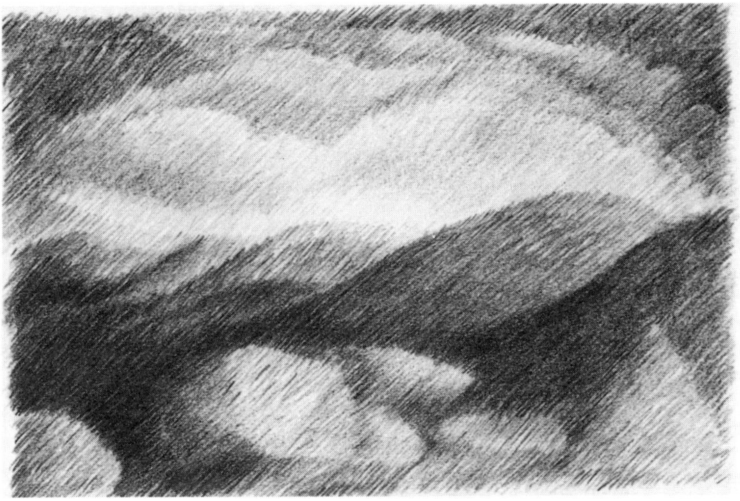

Abb. 8 Das Schraffieren wirkt ausgleichend auf Gemütsstimmungen. Beim Zeichnen entstanden hier Wellenbewegungen, die sich zu Hügeln verdichten ließen.

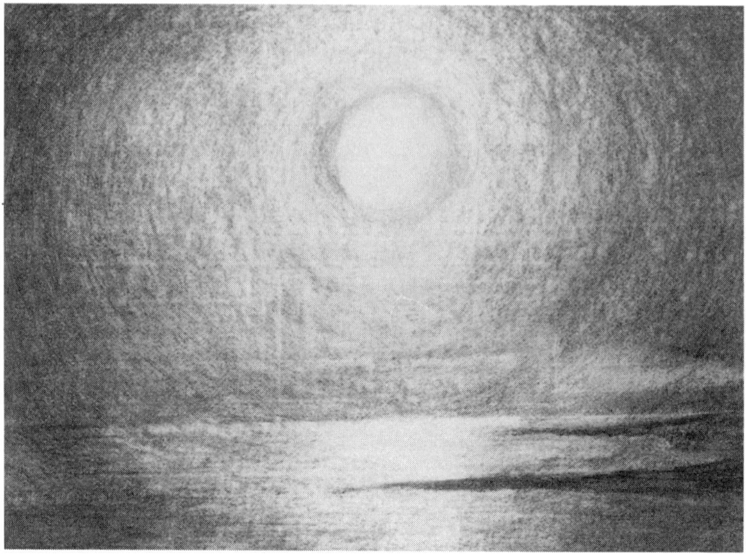

Abb. 9 Auch das Kohlezeichnen hat eine harmonisierende Wirkung auf die Gemütsstimmung des Patienten. Hier Nachtstimmung über dem Wasser.

nen Punkt, dann darum Kreise; auch die folgenden Übungen, die für sich sprechen mögen. Sie wurden täglich wiederholt und variiert (Fig. 2 und 3).

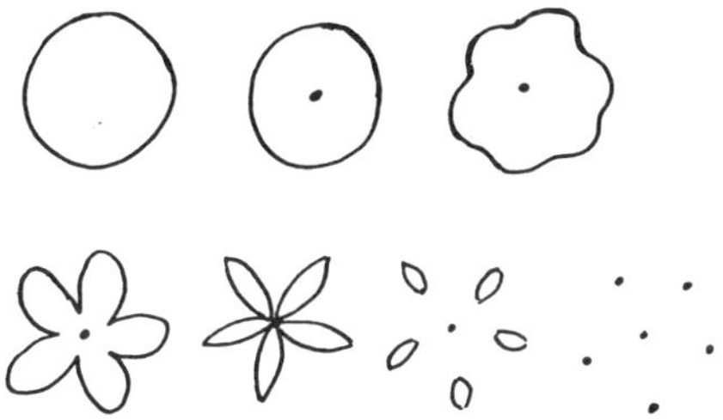

Fig. 2

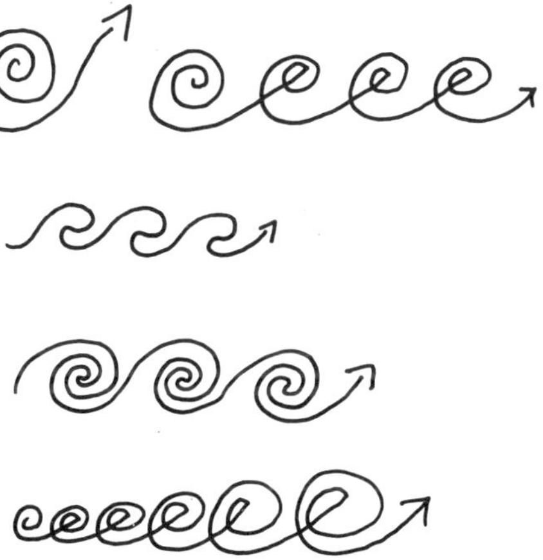

Fig. 3

Später suchten wir schöne Spiralmotive aus der keltischen, langobardischen, polynesischen und griechischen Kunst, bis der Patient seine eigenen Ornamente aus selbstgefundenen Pflanzenmotiven entwickelte (Fig. 4). Nebenbei zeichnete er Gegenstände in seinem Zimmer, und zwar von allen Seiten und in allerlei Beleuchtungen, um sich aus seinen allzu einseitigen Meinungen zu lösen (Fig. 5). Die Veränderung des eigenen Standpunkts gegenüber einem Gegenstand kann zurückwirken auf die eigene festgefahrene Meinung und diese beweglicher machen. Von allem gibt es ja verschiedene Gesichtspunkte! Diese Übung wurde dann auch noch aus der Phantasie gestaltet, z. B. so: Zeichne einen Stuhl! Dann drehst Du in Gedanken den Stuhl etwas nach rechts. Wie sieht er jetzt aus? Und so drehen und drehen wir den ausgedachten Stuhl, bis er wieder beim Ausgangspunkt angekommen ist. Die vielen Zeichnungen geben dann alle Gesichtspunkte wieder. Phantasie und Logik treffen sich bei diesem Tun und benötigen einander. Technische Schwierigkeiten spielen dabei kaum eine Rolle. Jeder kann das leisten, wenn er nur will und sich daran übt.

Bei einer anderen Patientin, die sehr depressiv und rechthaberisch war – sie schlief sehr schlecht – erzielte ich besondere Besserungen durch Schraffieren. Sie hatte davor auch gezeichnet, aber immer mit dicken Rändern als Begrenzung zwischen den Objekten. Jetzt fühlte sie sich wohl beim Loslassen der Kontur, beim sanften Niederrieseln der schrägen Linien, die sich zusammenfinden in den überraschendsten Resultaten. Da sie sehr auf sich selbst bezogen war, ließ ich sie viele weite, hügelige Landschaften zeichnen und diese auch nach großen Meistern kopieren (Turner, C. D. Friedrich, Rembrandt), erst im Schwarz-Weiß, dann auch farbig. Auf meinen Rat hin erhielt die Patientin außerdem Heil-Eurhythmie und Gesangsunterricht; beides trug zu ihrer Genesung bei.

Zum Modellieren

Modelliert wird im allgemeinen mit gewöhnlichem, grauen Flußton, seltener mit Bienenwachs; eventuell kann einmal in Holz oder Gips gearbeitet werden. Im großen ganzen eignet sich der weiche, geschmeidige Ton für die Arbeit mit Kran-

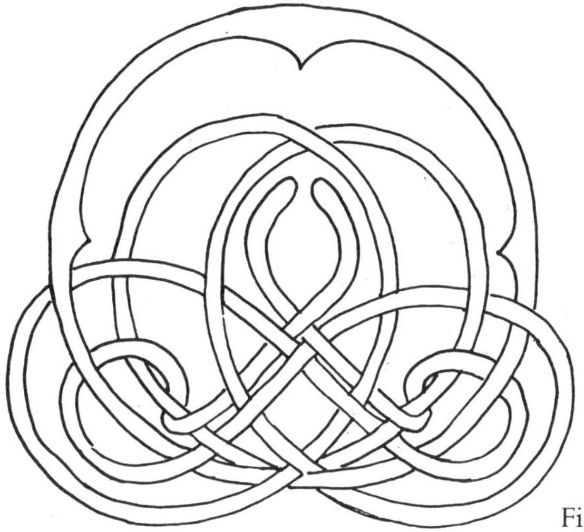

Fig. 4

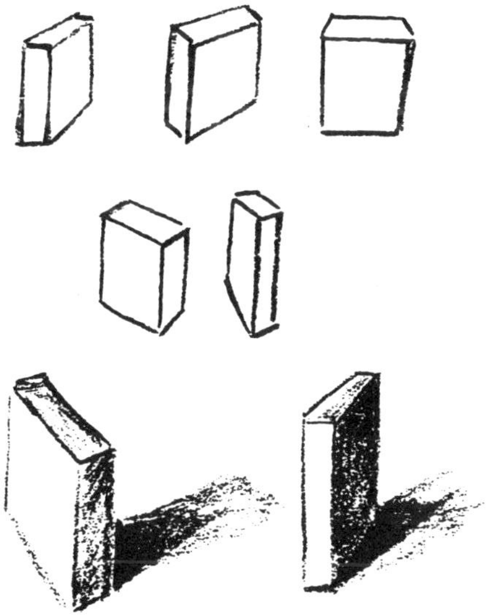

Fig. 5

ken am besten. Da er feucht, kalt und etwas klebrig ist, fehlt ihm die Sauberkeit der Linie, auch die Freudigkeit der Farbe. Dafür aber gibt er das Gefühl der Kraft, schon beim Durchkneten des Tons als Vorbereitung zum wirklichen Formen. Wohl hat man einige Energie dazu nötig, weshalb auch mit sehr kraftlosen Menschen nicht modelliert wird, doch handelt es sich um eine Erschlaffung im Stoffwechselgebiet oder um das Regenerieren der Willens-Impulse des Menschen, so sehen wir, daß das Modellieren darauf unbedingt stimulierend wirkt. Die direkte Verbindung der beiden Hände mit dem Material ist viel körperlicher als beim Zeichnen oder Malen mit Stift oder Pinsel, wie ja das Dreidimensionale ohnehin ein ganz anderes Erlebnis als die Fläche birgt (Abb. 10).

Modellieren heißt: Die Hände voll Ton haben! Beim Formen wird dann die Elastizität des Materials als angenehm empfunden: Man kann ziehen, streichen, drücken, aushöhlen, alles wieder umformen und biegen, ohne daß etwas zerreißt. Das Gleichgewicht liegt hier zwischen Trockenheit und Nässe, zwischen Plumpem und Dünnem. Hohlform und Kugelform finden ihren Übergang in der Fläche. Die Beziehung zum Räumlichen entsteht, die Beziehung auch zum Irdischen. Ton ist schwer, ist leiblich, ist undurchsichtig. Aber er ist bereit, fast jede Form anzunehmen. Geeignete mineralische, tierische, menschliche und abstrakte Formen gibt es in Hülle und Fülle. Nur die Pflanze läßt sich nicht modellieren, lediglich ihre Früchte. Im Relief ist sie jedoch wunderbar wiederzugeben.

Beispiel: Eine Frau in den Wechseljahren litt an Krämpfen im Unterleib, an Migräne und allgemeiner Unruhe. Ich ließ sie mit geschlossenen Augen eine Kugel formen, bis diese schön und warm wurde. Ihre Finger fingen an, beim Arbeiten »sehend« zu werden; sie tastete die Kugel rundum ab, bis sie wirklich vollendet war (Abb. 11). In der nächsten Stunde gingen wir einen Schritt weiter, die Kugel wurde langsam

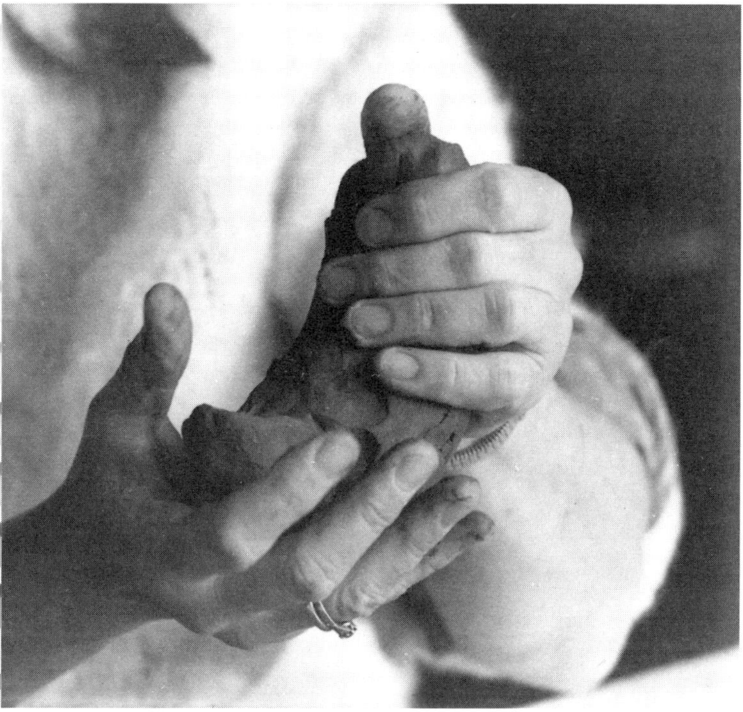

Abb. 10 Mit beiden Händen wird modelliert. Man kann das weiche Material ziehen, streichen, drücken, alles wieder umformen. Diese Tätigkeit wirkt harmonisierend bei vielen Beschwerden.

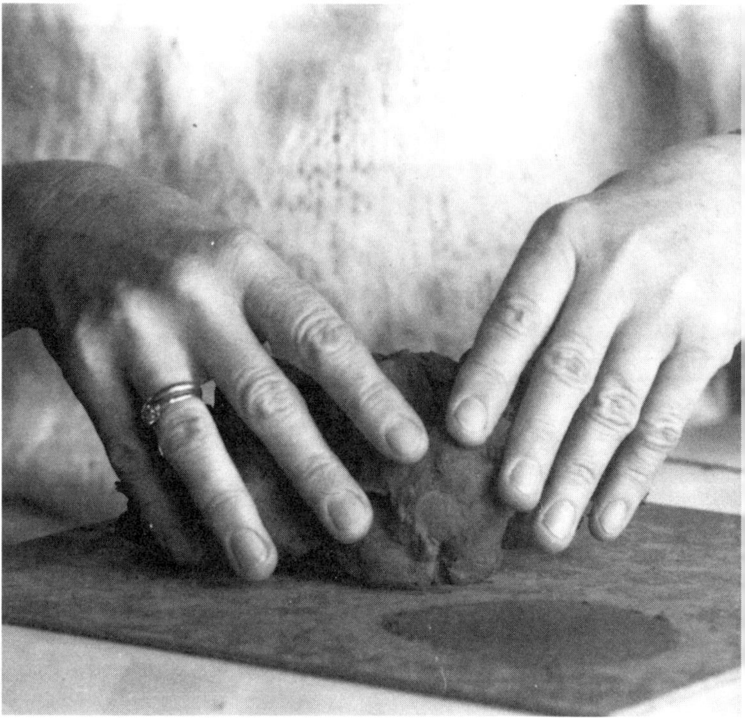

Abb. 11 Die Finger werden bei der Arbeit »sehend«, wenn mit geschlossenen Augen versucht wird, eine Kugel zu formen. Die therapeutische Wirkung bis ins Körperliche hinein ist einleuchtend.

einem unsichtbaren Würfel angepaßt. Es entstanden 6 Flächen, die am Ende von 12 Rippen und 8 Ecken begrenzt wurden. Alles Runde war auf einmal verschwunden, nur die Geraden waren übriggeblieben! Auch diese Form wurde auf die Dauer in wieder andere geometrische Körper, Polyeder, verwandelt, die sogenannten Platonischen Körper. Sie werden als ein Mineralisches wie von außen geformt. Bei übermäßiger Stoffwechseltätigkeit ist das Modellieren dieser Formen anzuraten. Es bringt Ruhe und Klarheit in die unteren Regionen. Die Migräne – gewissermaßen eine »hinaufgestiegene« Stoffwechselaktivität, die den Kopf bedrängt – wird hierdurch nach unten abgeleitet. Man kann sie beim Modellieren wirklich »herunterholen«, wohin sie gehört!

Bei Verdauungsschwierigkeiten und chronischer Verstopfung können Bewegungsübungen an Tierformen, Gesten, fließenden Flächen und Kopien griechischer Torsi unerwartete Besserungen bewirken. Im Faltenwurf griechischer Plastik z. B. erlebte eine meiner Patientinnen an der geschmeidigen Bewegung der Hände, als sie mit der Nike von Samothrake beschäftigt war, wie in ihrem eigenen Unterleib sich Verkrampftes auflöste und in strömende Bewegung kam.

Patienten wissen ja im allgemeinen nicht, warum man ihnen bestimmte Aufgaben gibt. Das Tun selbst wirkt aber häufig bereits so stark – zuweilen auch erst hinterher –, daß der Kranke spürt, was damit erzielt werden wollte. Diese Absicht sollte aber im Hinblick auf die gute Wirkung niemals vorher mit dem Kranken besprochen werden. Das Vertrauen, das zwischen Patient und Therapeut aufgebaut wird, muß so groß sein, daß die Übung ohne Garantie auf Erfolg stattfinden kann. Nur so hat sie eine optimale Chance, denn das Mitdenken über den Sinn der Aufgabe wirkt zerstörend auf die Erlebnisfähigkeit und auf das Kräftespiel, das nur in voller Hingabe an die Übung entsteht.

Über Musik-Therapie

Außer der Freude, die Musik und Musizieren auslösen, kann man auch mit ihren Elementen gezielt therapeutisch arbeiten. Bei vielen Menschen ist die Musikalität nie gefördert worden, oft sind sie sich nicht einmal ihres feineren Gehörs bewußt. Mit ganz einfachen Hörübungen kann das Interesse am Lauschen geweckt werden, wodurch auch der unmusikalischste Mensch entdeckt, daß er Ohren hat. (Mit Blinden kann man übrigens vieles tun, was in der Musik oder in Natur-Klängen und Geräuschen als »Laut-Malerei« die bildenden Künste ersetzen kann, besonders das Malen und Zeichnen. Modellieren kann man ja auch mit Blinden besonders gut!) Einfaches Singen und Instrumentalspiel liegen in den Möglichkeiten der meisten Menschen. Die verschiedenen Instrumente haben ihre Schwierigkeitsgrade, aber auch ihre eigene Wirkung. So ist es ein großer Unterschied, ob man bläst, streicht, zupft oder schlägt. Es kann einem das eine oder das andere mehr liegen oder einen mehr anziehen, man kann eventuell für ein Instrument Talent haben.

Doch geht es in der Therapie um andere Dinge. Man muß sich fragen: Sollte ein bestimmter Mensch blasen, streichen, zupfen oder schlagen? Die genannten Verben bilden eine Reihe, bedenkt man die Handhabung der Musikinstrumente in ihrem Verhältnis zur menschlichen Gestalt: geblasen wird mit dem Mund, gestrichen in Herzhöhe, gezupft auf dem Schoß und geschlagen in Kniehöhe. Das Orchester besteht aus den Familien der Holzbläser, der Streicher, der Blechbläser, der Harfe und dem Schlagzeug. Auch hier sieht man den ganzen Menschen gegliedert in die Instrumente, wie wir es in bezug auf die bildenden Künste sahen. Vom Kopf bis zu den Füßen kann der Mensch sich in Musik äußern.

Ein dazugehöriger Gesichtspunkt der musikalischen Elemente ist die Einteilung in Melodie, Harmonie und Rhythmus. Die Melodie-Instrumente: Holzbläser und Streicher, sind mit dem kopfmäßigen oberen, die Harmonie-Instrumente: Blech und Harfe, mit dem mittleren, die rhythmischen Instrumente: die Schlagzeuge mit dem unteren Menschen verbunden. Will man nun eines dieser drei Gebiete im Menschen stärker ansprechen als die anderen, dann gebraucht man die diesbezüglichen Instrumente.

Eigentlich ist der menschliche Körper selbst ein ausgezeichnetes Instrument, ein ganzes Orchester, wenn man bedenkt, daß man mit seinen Füßen den Takt schreiten oder stampfen, mit den Händen den Rhythmus klatschen oder klopfen, mit der Stimme Harmonien und Melodien summen oder singen kann!

Beispiel: Mit etwa zehn ehemaligen Drogensüchtigen arbeitete ich ein Jahr lang jeden Morgen. Erst stampften oder liefen wir im Takt, in verschiedenen Schnelligkeiten. Es machte ziemlich viel Lärm, aber es machte wach! Es gibt viele Takt-Spiele mit den Füßen, die große Geistesgegenwart erfordern, aber auch Spaß machen. Danach wurden die Hände dazugenommen, um Rhythmen zusammen oder nacheinander zu klatschen, auch abwechselnd oder zusammen mit den Füßen. Frage- und Antwortspiele mit verschiedenen Rhythmen, allein oder mit der ganzen Gruppe müssen deutlich im Aufbau und schnell hintereinander getan werden, damit die Gruppe dabei bleibt. Das Singen von Tonleitern, das Summen von Intervallen und Akkorden schult das Gehör und bringt Bewußtsein in die große Passivität dieser jungen Menschen, die immerfort mit mechanischer Musik umgeben waren. Auch das war eine Art Droge! Langsam führte ich sie dann in Lieder zu den Jahresfesten und hauptsächlich in die reiche Welt der Kanons ein. Das Lernen einer Melodie, das Auswendiglernen der Worte machte vielen schon große Schwierigkeiten. Und dann das selbständige Festhalten eines Tones gegenüber anderen, und gar einer eigenen Melodie, während andere eine andere Melodie dazu sangen! Das bedeutet schon, daß der Patient sein Eigengefühl, einen Halt in sich selber erzeugt, so daß er sich nicht von anderen beeinflussen läßt, ihnen aber dennoch gut zuhört. Chorsingen, Kanonsingen, gemeinsames Musizieren gehört zu den allerbesten sozial-therapeutischen Heilmitteln, die es gibt. Meine Zöglinge und Patienten, mit denen ich auf diese Art arbeitete, waren immer ganz begeistert, wenn die erste Angst, Musik zu betreiben, gewichen war.

Die Kunstformen

Malerei

Das Malen geschieht mit Andacht und in Ruhe.

Viele unserer Zeitkrankheiten hängen mit einem gestörten Atmungsvorgang zusammen. Das Ein- und Ausatmen der Luft ist oft genau so disharmonisch wie unser Umgang mit Gefühlen und Gedanken. Zu unserer Innen- und Außenwelt haben wir keine rhythmische Beziehung mehr. Das Malen wirkt ganz besonders heilsam auf die Atmung, wenn rhythmisch und durchsichtig gemalt wird. Über das Gefühlsleben wirkt es beruhigend auf Herztätigkeit und Blutkreislauf. Besonders, wenn die Farbnuancen selbst gemischt, verdünnt oder verdichtet werden, wie das beim Malen mit Wasserfarben geschieht, können viele schöne Farbtöne neu entstehen und den Malenden überraschen. Die Farbensprache, die Farbstimmungen, die Farbenbewegungen sind ganz besonders atembefreiend. Diese Art der Ausatmung haben heute viele Menschen nötig, die unter dem erstickenden Einfluß unserer Zeit leiden und ihn bekämpfen.

Es muß allerdings beim Malen auch auf einen rhythmischen Pinselstrich geachtet werden, wie auch auf den sorgfältigen Gebrauch vom Wasser als Mittler zwischen Farbe und Papier.

Die Themen der Bilder können sich richten auf das Umgehen mit nur einer Farbe, mehreren Farben, Naturstimmungen usw., also gegenstandslose Inhalte haben, bis zu naturalistischen Landschaften oder Illustrationen von Gedichten oder Erzählungen (Abb. 12–14).

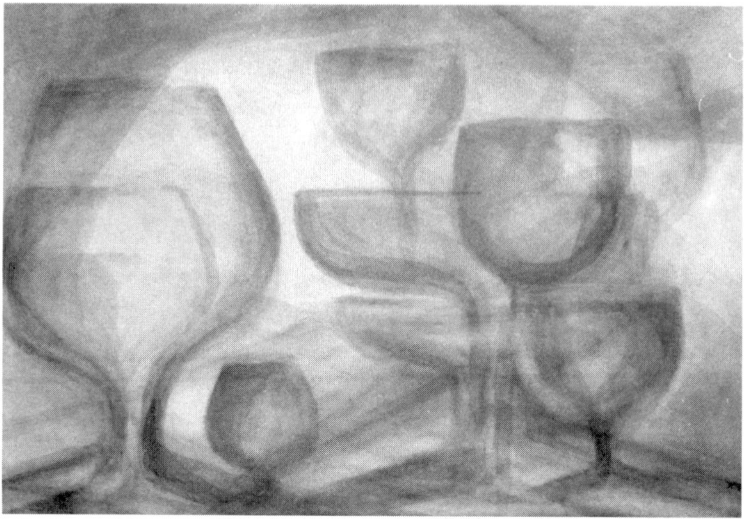

Abb. 12 In der Schichttechnik malt man lange, mit Geduld und Zurückhaltung, an einem Bild. Das wirkt beruhigend auf Herztätigkeit und Blutkreislauf.

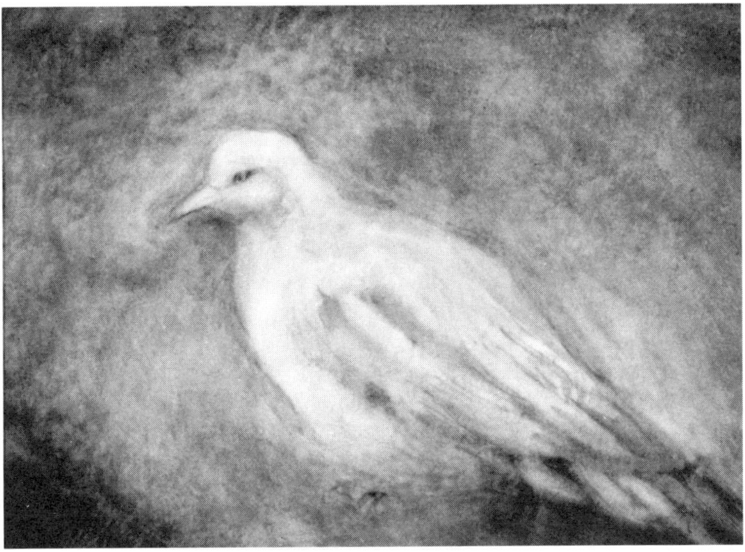

Abb. 13 Die Taube wurde nicht vorgezeichnet, sondern entstand allmählich durch behutsames Aussparen aus der blauen Farbe.

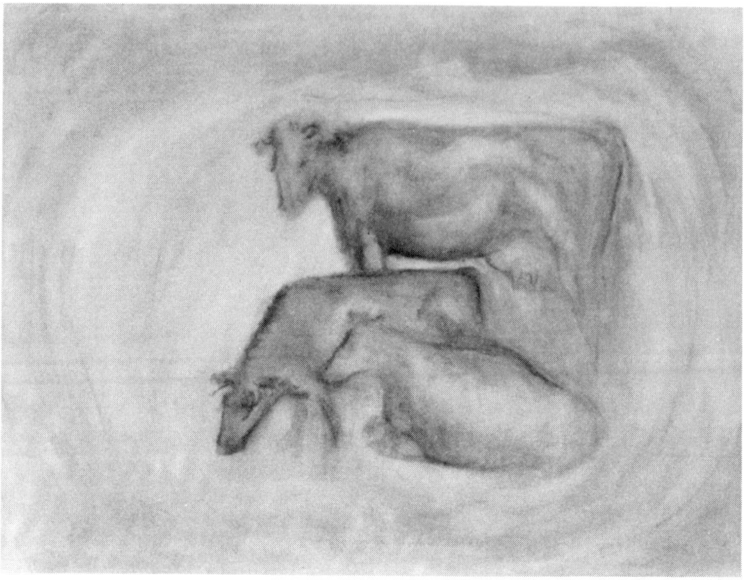

Abb. 14 Die Kühe kamen aus dem stillen Grün zum Vorschein. Das versetzt in eine ruhige Stimmung.

Innere und äußere Eindrücke und Vorstellungen kommen im Bilde zusammen. Sie wirken auf verschiedene Weise zurück auf Kreislauf und Atem. Das Malen auf nassem Papier kann die Ausscheidung des Patienten günstig beeinflussen.

Es wird in der Therapie hauptsächlich mit fünf verschiedenen Farbtechniken gearbeitet:

1. Malen mit Wasserfarben auf feuchtem Papier (Naß-in-Naß): Ist sehr entspannend und befreiend, bewirkt Freude und Lebensmut.
2. Malen mit Wasserfarben auf trocknem Papier (Schichten): Bewirkt Abstand von Emotionen, ist bewußtseinsfördernd, weckt subtile Gefühle. Benötigte viel Geduld in langdauerndem Prozeß.
3. Trocken-Malen mit Farbstiften; feine Oberflächenbehandlung ohne Konturen: Verbindet Linie mit Fläche und Farbe, harmonisiert Gefühls- und Vorstellungsleben.
4. Pastell-Zeichnen: Zarte Farbnuancierung für Menschen, die durch Wasserfarben-Malen keinen Halt finden können.
5. Ölkreide oder Bienenwachsfarben (Blocks oder Stifte): Hierbei ist Kraft nötig, um die Farben dem Papier »einzuverleiben«. Auf größerem Format wirkt die Arbeitsart stimulierend auf den Willen und die Tatkraft.

Einige Richtlinien zum Gebrauch verschiedener Farben:

Indigo und *violett* verinnerlichen die Gefühle zu Andacht und Frömmigkeit.

Rot und *orange* beleben den Stoffwechsel, machen aktiv.

Gelb bringt Licht und Freudigkeit.

Grün gibt Gleichgewicht zwischen Dunkelheit und Helligkeit.

Blau ist beruhigend für das Nervensystem.

Das Malen mit warmen Farben – gelb, orange, rot, violett – wirkt erwärmend auf Patienten mit »kalten« Krankheiten wie z. B. Rheuma, Karzinom, etc. Das Arbeiten mit kalten Farben – indigo, blau, grün, lila – ist geeignet, Entzündungen und fiebrige Krankheiten abzukühlen und allzu aktive psychische oder physische Prozesse zu lindern.

Im Aufnehmen und Erleben der Farben verinnerlicht der Kranke die verschiedenen Farb-Stimmungen; sie leben in ihm weiter und beeinflussen, ausgehend vom Seelischen, die leiblichen Vorgänge. Bekanntlich haben Menschen in einem roten Raum einen schnelleren Atem und Puls als diejenigen, die längere Zeit in einem blauen Raum sind. Beim Malen sind diese Wirkungen noch stärker, da sie bewußt aufgenommen werden können.

Zeichnung

Liniengebrauch beim Zeichnen kann als äußeres Bild des menschlichen Denkens angesehen werden. Bewußt wird die äußere Welt wahrgenommen, weil das Auge Grenzen, Formen und Bewegungen nachvollziehen muß, um diese zeichnend ausdrücken zu können. So geht vom Zeichnen etwas Ordnendes, Bewußtmachendes aus. In der Therapie werden – je nach der Art der Krankheit – hauptsächlich sechs Arbeitsarten gebraucht:

1. *Geometrisches Zeichnen* (auch aus der freien Hand): Verstärkt das logische Denken und das Gefühl für Gesetzmäßigkeiten, hilft bei Konzentrationsschwäche, Nervosität und Streß. Gesetzmäßige Formen und bewußte, exakte Bewegungen wirken wohltuend auf chaotische Zustände.

2. *Zeichnen nach der Natur* (auch als Sinnesschulung):

Schärft das Augenmaß für richtige Verhältnisse, Perspektive und Formensprache der Dinge, weckt Interesse für die Außenwelt, Liebe für die Umgebung, für die Schönheit der Naturreiche und Phänomene. Gegenstände aus dem täglichen Leben werden deutlicher, bekannter, verständlicher. Man schätzt sie mehr.

3. *Formen-Zeichnen* (auch allerlei Ornamente):

Bewegungen, die sich rhythmisch wiederholen und sich in einen bestimmten, sie umgebenden Raum fügen, sich spiegeln oder ineinanderströmen, wirken musikalisch-harmonisierend (Fig. 6). Das Zeitliche und das Räumliche, Oben und Unten, Links und Rechts werden in eine fließende Beziehung zueinander gebracht. Alle Seelenprozesse sind hierbei beteiligt, und die Phantasie wird spielerisch und dennoch geordnet angeregt. Die Übungen wirken sowohl lösend als auch verbindend.

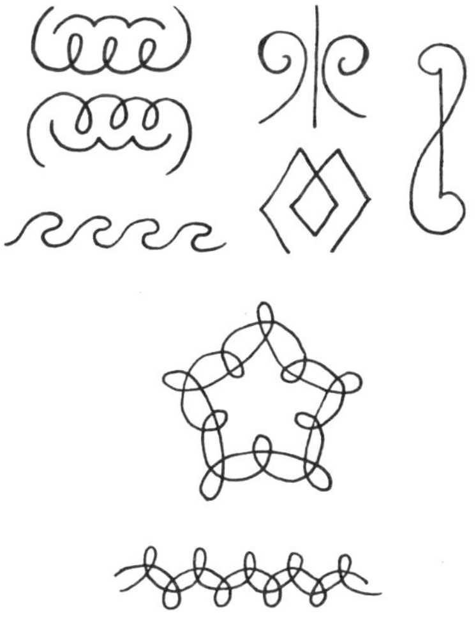

Fig. 6

4. *Dynamisches Zeichnen* (mit schwingenden Linien, die von den Formkräften der vier Elemente Feuer, Luft, Wasser, Erde ausgehen):
Unsichtbare Bewegungen führen zu sichtbaren. Ein lebendiges Erleben des Entstehens und Vergehens der Formen – genährt aus dem Spieltrieb des Patienten – läßt Vögel aus vorangehenden Luftbewegungen hervorgehen, und Fische oder Schwäne zeigen sich plötzlich im Ineinanderwallen der Wogen, so daß man sie »herausholen«, verdeutlichen kann.
5. *Schraffieren* (mit kurzen, schrägen Strichen):
Alle Linien befinden sich in gleicher Richtung. Sie werden von oben nach unten gezeichnet, auch übereinanderfallend, so daß Verdichtungen zu Dunkelheiten stattfinden. Hieraus ergeben sich nach einiger Zeit Möglichkeiten der Gestaltung. Bei sich herausbildenden Formen wird die Strichrichtung jedoch nie geändert, wodurch eine zurückhaltende, disziplinierte Stimmung beim Patienten erreicht werden kann (Abb. 15). Er muß abwarten, was in dem hereinfallenden Licht-Dunkel auftaucht, er darf es nicht abschnüren oder umranden, immer folgt er dem Licht in seiner Richtung. Diese Technik ist frei von Emotionen und Willkür. Sie erzieht zu Abstand und Objektivität.
6. *Kohle-Zeichnen* (in Flächen, hell-dunkel):
Man lernt die Dynamik von Licht und Finsternis kennen und deren Kontraste wie auch Übergänge in die Hand nehmen. Man benutzt die Dunkelheit, um Licht zu erzeugen! Es ist Mut nötig, das Finstere zu formen und zu beherrschen. Dramatisches kann – bis zur Verdichtung zum Plastischen – aufs Papier kommen. In Übungen, die sich in diesen Polaritäten abspielen, wird das eigene moralische Leben zwischen Gut und Böse erlebt: Probleme werden gelöst.

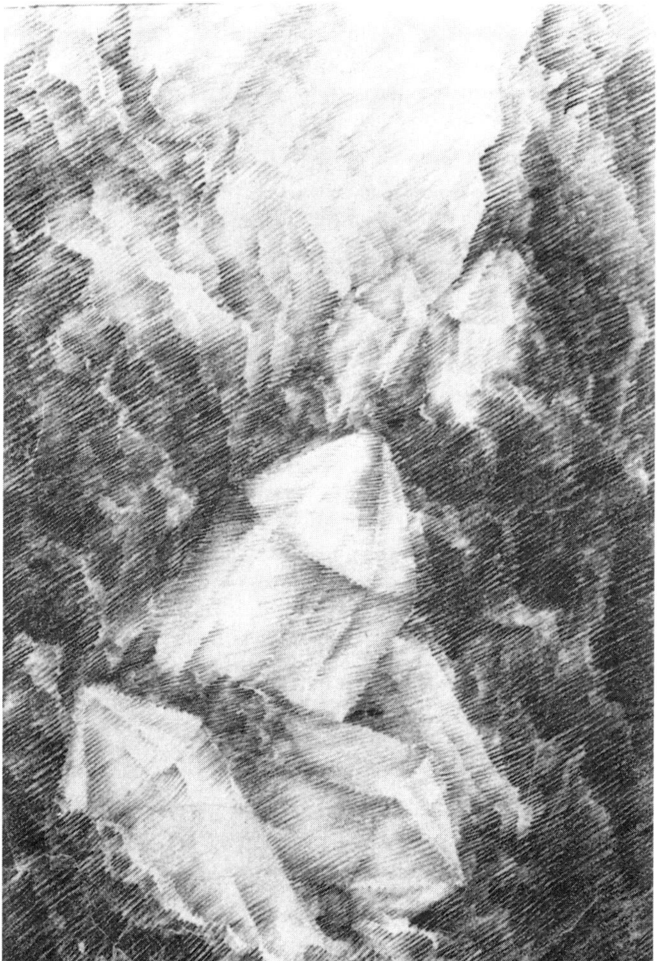

Abb. 15 Schraffieren von Kristallen. Migräne-Patientin.

Wenn man zeichnet, beginnt man meistens irgendwo auf dem Papier mit einem Strich, einer Fläche, einer Bewegung und zieht diese nach einem anderen Punkt oder Ort. Kurze, lange, dicke, dünne, grade oder krumme Wege: Man hat das Gefühl, daß man etwas »beschreibt«, daß man wortlos etwas erzählt, Gedanken ausspricht. Beim Zeichnen der Natur kann man sich so mit ihr verbinden, daß es einem intimen Kennenlernen, einem Gespräch ähnelt. Man tastet ab mit dem Blick, man sucht das Geheimnis der Form, den Urgedanken der verborgenen Schöpfung. Wie der Philosoph die Urideen in Gedanken und Worten ausdrückt, so drückt der Zeichner in Linien und Gebärden das Wesen der Natur aus, indem er es ihr ablauscht. So lernt er durch exaktes Wahrnehmen den Zugang zur verborgenen Ideenwelt kennen, die in der Natur schlummert. Sie offenbart sich dem fragenden Auge, der suchenden Hand, dem liebevollen Herzen.

Das Denkvermögen des Patienten und seine seelische Beziehung zur Umwelt werden, auf diese Weise befruchtet, heller, strömender, lebendiger. Bestimmte Zeichentechniken, Gegenstände oder Vorstellungen werden individuell für die Patienten gewählt, da es sich gezeigt hat, daß das Zeichnen gewisse physiologische und psychologische Störungen günstig beeinflussen kann, wenn es regelmäßig, vorzugsweise täglich geübt wird (Abb. 16).

Das Modellieren

Mit beiden Händen wird der Ton bearbeitet. Die Masse ist erst noch kalt, feucht, etwas klebrig und unfreundlich. Die sich beim Malen durch die Farben gleich einstellende Freude muß erst erobert werden. Der grau-braune Ton hat nicht die Zartheit der Linie des Zeichnens, nicht die unmittelbare Beziehung zum Seelischen wie die Farben. Aber die Masse läßt

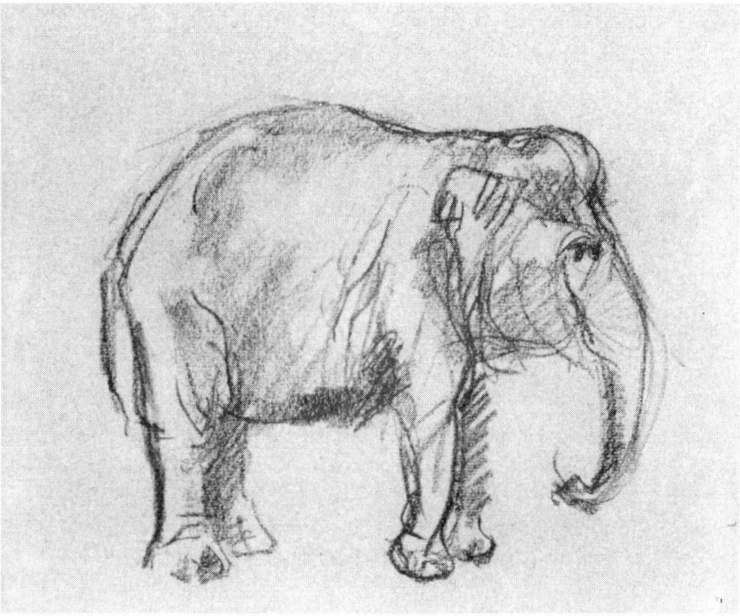

Abb. 16 Bestimmte Zeichentechniken werden individuell für die Patienten gewählt. Schnelles Skizzieren – so entstand dieser Elefant – macht wach.

sich kneten, formen, aufheben, niederdrücken, auseinanderziehen, zusammenfügen. Die Hände arbeiten zusammen oder nacheinander. Formen entstehen und vergehen, werden umgeformt, ausgehöhlt oder angefüllt, in strömende Bewegung oder zur Ruhe gebracht. Die Materie wird langsam erst zum Material, das künstlerische Formen zum Ausdruck bringen kann. Diese stehen in einem direkten Verhältnis zum Raum und befinden sich in der drei-dimensionalen Welt, in der wir selbst auch körperlich leben (Abb. 17).

Somit ist die therapeutische Wirkung beim Modellieren kräftigend und regenerierend, besonders auf die Aufbaukräfte des Stoffwechsels. Der Wille wird stark gefordert und entwickelt. Die Gliedmaße sind aktiv; die Hände und Finger werden als direkte Arbeits-Instrumente gebraucht. Energie und Lebenskräfte werden verstärkt, und Wärme entsteht. Patienten, die wenig Kraft haben, dürfen beim Plastizieren nicht überfordert werden, da es ihnen die letzten Kräfte nehmen könnte, wenn die Aufgaben zu groß und zu schwer sind und zu lange geübt werden.

Sehr verschieden sind die Kräfte, die aktiviert werden beim Plastizieren von abstrakten oder konkreten Formen wie geometrische Körper (Abb. 18), Gegenstände, Pflanzen, Tiere oder Menschen. Bei allem Gestalten in den drei Dimensionen spielt die Beziehung zwischen Konvexen und Konkaven, Graden und Krummen, Kleinem und Großem und allem, was dazwischen liegt als Übergang und Verbindung, eine Rolle für die Heilung eines Kranken. Der Entwicklungsweg verschiedener Formen – vom Geschlossenen zum Geöffneten oder umgekehrt, von allem, was in mehreren sichmetamorphosierenden Gesten gestaltet werden kann – hat einen direkten Einfluß auf die Formkräfte des Menschen in jeder Hinsicht. Durch das Erlebnis einer solchen Übungsreihe wächst die Fähigkeiten zu eigener seelischer und körperlicher Bewegung.

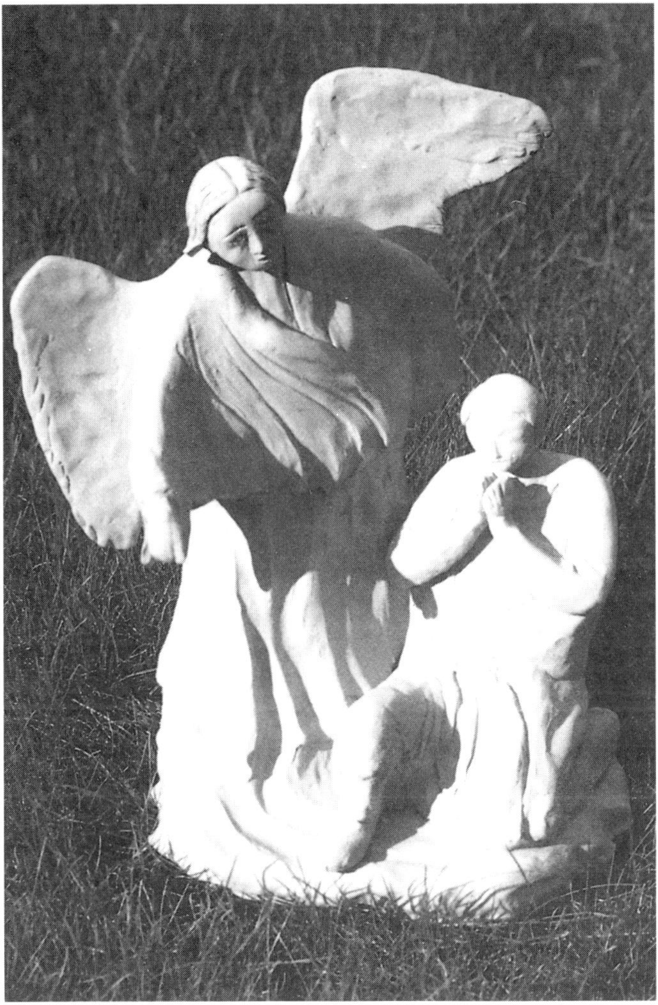

Abb. 17 Modellieren der menschlichen Gestalt. Der Erzengel Raphael mit Tobias (Patientenarbeit)

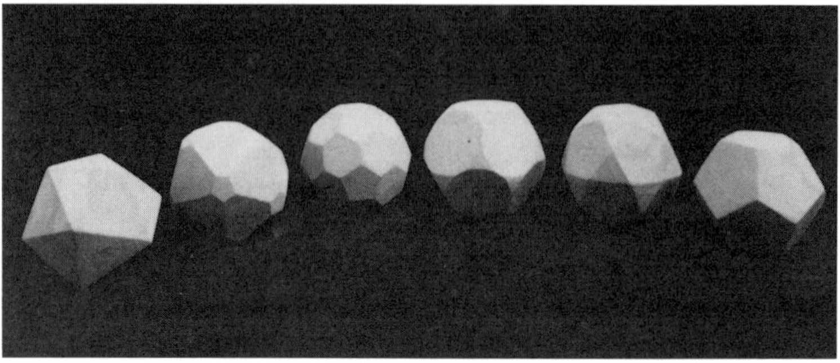

Abb. 18 Formveränderung in sechs Schritten vom Ikosaeder zum Pentagon-Dodekaeder. Aus freier Hand modelliert.

Beim Relief handelt es sich um Oberflächenbehandlung des Tons, die nicht wirklich plastisch ist, sondern eine Zwischenform bedeutet zwischen Zeichnen und Plastizieren. Das Entstehenlassen von fließenden Bewegungen – doppeltgekrümmten Flächen und Spiralbewegungen – kräftigt die Lebensorganisation, die den Menschen gesund macht und erhält. Geometrisch-architektonische Formen kräftigen das Skelett, geben Halt und Struktur bis ins Knochensystem hinein. Schalenartige Gebilde bringen Ruhe in ein chaotisches Wesen, konzentrieren auf einen Mittelpunkt, öffnen sich dem Auge. Es ist wohltuend, eine runde Form in den Händen entstehen zu lassen, man kann dabei entspannen. Eckige, flächige Formen machen wach, fragen nach Bewußtsein und Übersicht.

Man modelliert am besten mit gewöhnlichen Fluß-Ton. In Ausnahmefällen wird mit Bienenwachs, das etwas erwärmt sein muß, plastiziert. Das gilt besonders für Patienten, die die Nässe und Kälte des Tons nicht vertragen. Doch können dann nur kleine Formen gearbeitet werden.

Form und Farbe

Formen und Farben erfüllen uns mit ganz verschiedenen Eindrücken. Sie sind überall anwesend, ein Leben ohne sie können wir uns nicht vorstellen; sie sind die Erscheinungsbilder, in die die Umwelt sich kleidet. Sie sind wirkliche Nahrung, die wir (wahrnehmend) mit unseren Sinnen in uns aufnehmen und seelisch verarbeiten. Eine Welt ohne Form und Farbe gäbe uns keinen Halt, keine Freude. Formen sind konkret, geben uns Sicherheit. Farben befreien und bestätigen unsere Gefühle.

Obwohl es auch Denkformen, soziale Formen etc. gibt, denken wir bei diesem Begriff doch in erster Linie an Objekte im Räumlichen. Wenn man Ton modelliert, Stein meißelt oder Holz schneidet, erfährt man direkt, was eine Form ist. Möglich sind dünne oder dicke, runde oder eckige, schlaffe oder gespannte, konvexe oder konkave, abstrakte oder konkrete Formen. Das Material wird, aus der Materie heraufgehoben, sichtbar getaltete Idee; es fügt sich den beiden menschlichen Händen, die es in ein höheres Kräftespiel umwandeln: Chaotische Substanz wird sinnvoll geordnet. Durch diese Tätigkeit wird der Modellierende während seiner Aktivität schwerer, kräftiger, irdischer, indem er sich selbst mit der irdischen Substanz verbinden muß, um sie in Bewegung, Licht, Idee und wache, logische Struktur umzusetzen.

Anders ist es beim Malen. Die Farbe ist nicht schwer, sie ist fast substanzlos. Wir verdünnen sie mit Öl oder Wasser, so daß sie sich ganz der Fläche anpassen kann. Besonders die Wasserfarbe ist geeignet zum hauchdünnen Transparentwerden der Pigmente, zum durchsichtigen Nuancieren feinster Farbtöne.

Seelenstimmungen werden dadurch ausgelöst. Das immaterielle Wesen der Farbe läßt den Menschen, der malt, leichter – weniger irdisch – werden und führt ihn ins Träumen. Wie oft sind wir zart berührt oder auch erschüttert von den Farbenspielen am Abend- oder Morgenhimmel, vom Regenbogen, vom Hell-Dunkel einer Landschaft, von einer Blumenpracht, einem Herbstblatt.

Formen verdichten uns, Farben lösen uns. Zwischen beiden liegt das Gebiet der Bewegung. Farben weben und atmen in Bewegung und Begegnung, Formen sind erstarrte Bewegungen. Beide haben Bewegung zur Voraussetzung ihres Entstehens.

Vom therapeutischen Gesichtspunkt aus ist immer darauf zu achten, das Zusammenspiel von Form, Bewegung und Farbe in ein gutes harmonisches Verhältnis zu bringen. Wohl braucht der eine ein beweglicheres Thema als der andere, dieser mehr Form, jener mehr Transparenz. Eine allzustarke Tendenz nach einer dieser Richtungen kann auf Krankheitszustände hinweisen und diese sogar verstärken. Beim gesunden Menschen sind Formen, Farben, Bewegungen leicht in ein gesundes Wechselspiel zu bringen. Schöne Formen und Farben in der Umgebung wirken heilsam auf jeden Menschen. Man sagt dann: »Das Auge labt sich daran.« In unseren modernen Städten werden die Gesundheitsschäden oft nicht nur durch Boden-, Wasser- und Luftverschmutzungen verursacht. Auch dasjenige, was wir an häßlichen, grellen Farben oder sachlich-kalten, phantasielosen Formen sehen, verletzt uns seelisch und körperlich. Das gilt besonders für die Kinder, die dem allen viel mehr ausgesetzt sind als die Erwachsenen, und die seelisch und körperlich noch in die Welt hineinwachsen müssen. Man sollte sie viel malen lassen, damit sie sich nicht allzu früh in der Formenwelt verfestigen und durch sie geprägt werden. Das künstlerische Tun sollte das Kind auf allen seinen Wegen begleiten.

Auch für den Kranken ist es ein fast unersetzliches Mittel zur Heilung. Wie man ihn jedoch unter ärztlicher Begleitung auf eine Diät einstellt und ihm nicht jegliche Speise gibt, so wird auch im Künstlerischen eine spezielle Kost für seinen Formen- oder Farbendurst zusammengestellt, die über sein Seelisches, bis ins Physische hinunter wirken kann. Physiologische Prozesse können durch künstlerische Therapie beeinflußt werden, wenngleich sich das oft erst nach längerer Zeit zeigen wird. Aber es ist auch möglich, daß sofort eine bessere Atmung, größere Entspannung, ein schnellerer oder langsamerer Puls, ein verschwindendes Kopfweh, etc. eintritt, wenn die Therapie begonnen wird.

Der Therapeut fragt sich z. B.: Sollte dieser Patient plastizieren oder malen? Ist er selber innerlich »formlos« oder »farblos«? Spreche ich diesen Patienten mit der Erdensprache des Tons oder der Himmelssprache der Farbe an? Und er fragt sich wohl auch: Steht hier ein kühler Mensch vor mir, der sich an warmen Farben erwärmen, oder ein erhitzter, der sich an schattigen Farben abkühlen und beruhigen sollte? Auch spielen dabei das Format des Papiers, das Thema, die Richtung, das Tempo, die Dramatik, die Technik eine große Rolle. Immer sind der Zustand und die Persönlichkeit des Patienten zu berücksichtigen, will man ihn da ansprechen, von wo aus seine Besserung einen denkbaren Ausgangspunkt finden kann.

Wenn das ihm fehlende Kräftespiel gefunden werden kann, können die Kräfte der für den Patienten heilsamen Farben in ihm selber anfangen zu wirken. Das gleiche gilt für gewisse Formen, weiche oder harte, volle Formen oder Hohlformen, kleine oder große, die beim Modellieren entstehen und ihre Rückwirkung auf den Modellierenden haben.

Niemals dürfen wir vergessen: Nicht das Ergebnis des künstlerischen Schaffens ist das eigentliche Kunstwerk, sondern was es am Menschen bewirkt. Wenn die Therapie beendet ist, sollte der Patient ja geheilt, und nicht unbedingt ein Künstler geworden sein!

Kunst-therapeutische Gesichtspunkte

Wechselwirkungen im dreigliedrigen Menschen

Noch auf andere Weise ist das Seelische zu betrachten: Im Denken, Fühlen und Wollen des Menschen sind seelische Eigenschaften erkennbar; sie bilden eine Brücke zwischen seiner Innenwelt, die wir subjektiv nennen, und der Außenwelt, die im Sinne eines gemeinsamen Erlebens objektiv genannt werden kann. Anhand seines Denkens, Fühlens und Wollens gibt sich der Mensch seinen Mitmenschen zu erkennen, offenbart seine Individualität. Es ist allgemein bekannt, daß der Wille stark mit dem Körperlichen, das Fühlen mit der Seele und das Denken mit dem, was nach alter Tradition stets Geist genannt wurde, zusammenhängt.

Trotzdem haben wir in der Gegenwart Mühe, uns ein deutliches Bild von diesen drei Gebieten zu machen. Den Körper versucht man durch eine Zergliederung zu erfassen, wobei man jedoch nur zu unzähligen Teilen gelangt und das Gesamte aus dem Auge verliert. Das sogenannte Psychische wird von so vielen Gesichtspunkten aus betrachtet und auf so verschiedene Weise gedeutet, daß man sich dabei schließlich oft wie in einem undurchdringlichen Dickicht befindet. Das Geistige des Menschen läßt man vollends zusammenschrumpfen zu dem, was der Verstand durch logische Schlüsse erfassen und beweisen kann, oder man geht noch weiter und billigt dem Geist keine Selbständigkeit mehr zu.

Wir wollen nun aber versuchen, auf die anfangs genannte Weise einen Weg zu finden, der das dreifach verzerrte Bild des Menschen, das zu einer Art Karikatur geworden ist, der Wirklichkeit wieder näherbringt.

Wir wollen davon ausgehen, daß der Mensch ein geistiges Wesen ist, das über eine Seele und über einen Körper verfügt, ganz im Gegensatz zu der Anschauung, der Mensch sei ein Produkt von Stoffen, die seinen Körper zufällig aufbauen und überdies psychische oder mentale Reaktionen hervorrufen können. Denn wir wollen die Geisteswelt als *primär* und den Stoff als deren Verdichtung ansehen; eine Voraussetzung dafür, daß wir unser eigenes lebendiges Denken noch in jedem Augenblick als etwas Schaffendes erleben können.

Die drei Gebiete unseres Menschseins wollen wir von einem sozial-therapeutischen Gesichtspunkt aus betrachten.

Ebenso wie ein gesunder Stoff*wechsel* für unseren Körper, ist auch ein gesunder Gefühls-Austausch für unsere Seele und ein fruchtbarer Gedanken-Austausch für unseren Geist eine Notwendigkeit, um das Leben zu erhalten und stets neue Aktivität zu erregen. Wir müssen eigentlich von drei Austausch- oder Atemgebieten (»Stoffwechsel«-Gebieten) reden, die sich auf drei sehr verschiedenen Ebenen abspielen, gleichzeitig aber intensiv aufeinander wirken. Die Worte »Stoffwechsel«, »Atem«, »Austausch« setzen sowohl eine Innenwelt wie auch eine Außenwelt voraus, nämlich eine persönlich-eigene Welt mit dem Begriff *ich* und eine fremde Welt mit den Begriffen *du, er, sie, es, ihr, sie*. Nehmen und Geben in und aus diesen zwei Welten, die wir als einander entgegengesetzt empfinden, bewirken ein gegenseitiges Berühren, Durchdringen, Befruchten, Bereichern und Verändern. Ist der sich ja immer in der Zeit abspielende Rhythmus dieser Wechselwirkung unterbrochen oder unregelmäßig, heftig, träge, einseitig, schockierend oder motorisch-automatisch, so wirkt er krankmachend auf den (gesunden) Organismus.

Die Innenwelt des *ich,* in der sich jeder selbst erkennt und anspricht, steht immer *allein* der vielfältigen Fremdheit der

Außenwelt gegenüber. Nur das Wort *wir* umfaßt beide Pole. Deshalb ist dieses *wir* so unentbehrlich und wichtig in einer gesunden sozialen Zusammenarbeit. Denn es steht in der Mitte zwischen *ich* und *sie* (3. Person plural) – eine Brücke zwischen zwei Ufern!

Als einer der wichtigsten Faktoren, die unsern *Körper* in rhythmischer Art mit der Welt verbinden, sind die Mahlzeiten zu nennen, die wir zu festgesetzten Stunden zu uns nehmen. Die Nahrung wird der menschlichen und im weiteren der individuellen Konstitution angepaßt. Die Kost soll nicht zu leicht, nicht zu schwer, nicht zu wenig und nicht zu viel sein. Zwischen Nahrungsaufnahme und Ausscheidung jedoch findet etwas statt, was unserem Bewußtsein entgeht, etwas, was ohne unser Wissen vor sich geht. Zwischen Aufbau und Abbau wird unser Körper fortwährend erneuert, dank der rhythmisch-intelligenten Aktivität, die sich in unserer Physis abspielt.

Betrachtet man nun die Wechselwirkungen im Gefühlshaften, so ist zu bemerken, daß es sich hier um einen Bereich handelt, der sowohl im Unter- oder Unbewußten als auch im normalen Tages-Bewußtsein liegt. Die Gefühle, die in mir entweder von außen angeregt wurden oder die ich selbst innerlich habe entstehen lassen, werden nicht einfach »von selbst« verarbeitet und ausgeschieden, wie das bei der physischen Verdauung der Fall ist. Oft müssen zum primären Gefühl andere Gefühle hinzugefügt oder die ursprünglichen Gefühle umgeformt werden, um dann »verdauen« zu können. Dies bedarf eigener Einsicht, eigener Willenskraft. So kann dieser Prozeß bewältigt werden, der wohl auch auf natürliche Weise, sich selbst überlassen, innerhalb eines langen Zeitraums abebben und ausklingen würde. Die genannte »Seelennahrung« wird also zum einen von außen an mich heran- und zum anderen von mir selber hervorgebracht. Oft gibt die Außenwelt nur den Anstoß zu deren »Verdauung«.

Der Weg der physischen Nahrung geht also von außen nach innen, derjenige der seelischen Nahrung (Gefühle) aber hat seinen Ursprung sowohl innerhalb als auch außerhalb des Menschen. Ich kann in Gefühlen ersticken oder sie gleichgültig von mir fernhalten: beides stört die Strömung, die sich zwischen innen und außen bewegt. Man entzündet seine Gefühle an der Welt (Innen- oder Außenwelt), man schenkt sie ihr zurück in seinen Äußerungen und Handlungen.

Der Gedankenaustausch mit den Mitmenschen – vor allem in Gesprächen – ist eine Notwendigkeit für ein kräftiges und lebendiges Gedankenleben. Soll dieses Denken nicht steril und abstrakt werden, dann muß es sich selbst stets durch konkretes Formulieren, durch Selbstkontrolle und Bespiegelung verobjektivieren und erneuern. Dies eben kann erreicht werden, indem man sich mit den Gedanken anderer Menschen auseinandersetzt (verbindet).

Wir können also sagen:

a. Der Stoffwechsel des Körpers vollzieht sich durch die physischen Organe:

unbewußt	*fortwährend*	*Außenwelt wird Mensch*

b. Der Gefühls-»Stoff«-wechsel der Seele vollzieht sich durch Emotionen:

halb-bewußt	*rhythmisch-wechselnd*	*ein- und ausströmend*

c. Der Gedanken-»Stoff«-wechsel des Geistes vollzieht sich durch Ideen:

bewußt	*in ganz bestimmten Momenten*	*»Ich verbinde mich mit dem Geist«*

So erkennen wir drei Arten von Nahrung:

stoffliche Nahrung für unsern Körper	durch physische Verdauung

psychische Nahrung für unser Gefühlsleben	durch Verarbeitung der Emotionen
geistige Nahrung für unser Gedankenleben	durch Gedanken-austausch.

In allen drei Fällen wird zuerst kennengelernt, betastet, geprüft, dann aufgenommen, ergründet, verarbeitet, dann erst verdaut, integriert, zu eigen gemacht. Wenn diese Verarbeitung nicht harmonisch stattfindet, können in den drei Gebieten Störungen auftreten:

a. Die Reaktion des Körpers auf unverdauliche Nahrung tritt meistens ziemlich schnell auf. Die Nahrung wird nämlich sofort erbrochen. Wir ziehen uns dann zusammen, und unsere »*Körperhaltung*« wird damit beeinflußt.

b. Die Reaktion der Seele dauert oft viel länger. Nicht verdaute Gefühle werden »geschluckt« und bleiben angehäuft liegen, bis sie entweder doch aufgenommen werden oder in einer Explosion wiederum aus ihrer Gefangenschaft befreit werden. Wir sprechen hier von einer *Seelenhaltung*.

c. Die Reaktion des Geistes auf unverdauliche, anorganische Denknahrung ist am schwierigsten wahrzunehmen und wird oft erst nach Jahren sichtbar. Sie bestimmt die *Lebenseinstellung* des Menschen und in stärkstem Maße seinen Lebenslauf und sein Schicksal. Hier müssen wir von *Geisteshaltung* oder *Lebenshaltung* sprechen.

Diese drei Gebiete äußern sich mit ihren drei Wechselwirkungen zwischen Innen- und Außenwelt in drei Haltungen, von denen jede ein Bild gibt von einem gesunden oder kranken Zustand des Menschen. Es geht um drei sehr verschiedene Rhythmen, um drei Atemprozesse. Durch ein sorgfältiges Studium dieser Gesetze können wir lernen, ihre Äußerungen am Patienten abzulesen.

Welches sind nun die zu beachtenden therapeutischen Richtlinien, um Störungen in den Wechselwirkungen vorzubeugen oder um sie zu beheben?

Eigentlich geht es bei einer gesamtmenschlichen Therapie stets um diese drei Aspekte, die wiederum zusammen eine Einheit bilden. Die Gesundheit des Menschen ist das Atmen in diesen drei Welten und deren ausgewogenes Zusammenwirken. Eine in diesem Sinn sachgemäße Therapie ist durch die Erweiterung und Erneuerung der Heilkunst (Medizin) möglich geworden, wie sie von Rudolf Steiner inauguriert wurde. Diese Medizin geht von der Behandlung der menschlichen Physis vor allem mit mineralischen und pflanzlichen Medikamenten aus, die zu Potenzen verarbeitet sind und den Körper mit denjenigen ursprünglichen Kräften ansprechen, die die mineralische und pflanzliche Welt selbst aufbauen. Hinzu kommt außerdem die künstlerische Therapie, die vom Seelischen aus in die anderen Gebiete wirkt, um Therapien also, die die strömenden, rhythmischen Bewegungen verstärken und den Menschen vom Künstlerischen aus wieder mit den schaffenden Kräften in Verbindung bringen. Nicht zuletzt sei auf den inneren Schulungsweg verwiesen. Eine selbständige, zum Licht führende Entwicklung unseres Ich kann z. B. im biographischen Gespräch gedeihen.

Wir haben es also mit einem dreifachen therapeutischen Handeln zu tun: einer medikamentösen Behandlung des Körpers, einer künstlerisch-hygienischen Heilweise für die Seele und einer philosophisch-religiösen für den Geist. Diese Therapien können den Menschen mit neuen Lebenskräften erfrischen und durchströmen.

Wenn diejenige Kraft, die wir Wärme nennen, Wissenschaft, Kunst und Religion wieder vereinigt, dann wird dieses Wärme-Element zum goldenen Faden, der das Geistige,

Seelische und Körperliche verbindet. Es ist nicht richtig, den Blick allein auf das Gefühlsleben zu richten, wo ja so oft die Krankheitsursachen zu liegen scheinen. Vielmehr geht es darum, Seelenwärme über das ganze Dasein auszubreiten und diese dem Gesamtleben dienstbar zu machen. Wird dem eigenen Gefühlsleben zu viel Aufmerksamkeit geschenkt, wie das oft in der Psychoanalyse der Fall ist, dann wird gerade diese stille Integration verhindert, das Gefühlsleben kann isoliert werden von den andern *Lebens*gebieten und droht sogar das Ganze zu überwuchern. Werden andererseits die Störungen allein im Bereich der Körperfunktionen gesehen, dann erfaßt man meistens nicht die Ursachen, sondern nur die physischen Folgen einer tiefer verborgenen Disharmonie. Wendet man sich zuletzt nur dem geistigen Aspekt zu, so entsteht die Gefahr, moralisierend zu wirken und in Abstraktionen zu verfallen.

Der Therapeut hat mit dem ganzen Menschen zu tun, der entweder in Gefahr steht, in Denken, Fühlen oder Wollen sich einseitig zu entwickeln, oder der unter einem ungenügend rhythmischen Atmungsprozeß in einem einzelnen Lebensgebiet leidet. Durch künstlerische Therapie kann der kranke Mensch aus seiner Mitte heraus erwärmt und angesprochen werden, einer Mitte, in der er sich am meisten Mensch fühlen kann, wo seine seelische Wärme wohnt. Die künstlerische Therapie ist ein Funke, der seine Wärme entzünden und über das ganze Tun des Patienten ausbreiten kann. Im Malen wird dies geübt im Umgang mit Papier, Pinsel und Farben, im Plastizieren durch das Bearbeiten und Formen von Ton, in der Musiktherapie im Hören, Singen oder Spielen eines Instruments.

Aus diesem therapeutischen Tun entspringt ein Weg zur Erkenntnis der Welt und des eigenen Wesens, einer Erkenntnis, die mit derjenigen Wärme durchdrungen ist, die aus der menschlichen Mitte kommt, die mit Interesse und Begeisterung für alles erfüllt ist, was man auf seinem Entwicklungsweg findet.

Es ist Herzenswärme, welche die Brücke zwischen Kosmos und Erde schlägt. Das Wissen um diese gesunde dreifache Wechselwirkung gibt dem Menschen die Möglichkeit, selbst als Brücke dienend, Kosmisches und Irdisches harmonisch zu verbinden.

Die Entwicklung der Sinne durch künstlerisches Tun

Alles, was wir von der Außenwelt erfahren, haben wir unseren Sinnen zu verdanken. Wie großartig, macht man sich das einmal deutlich! Beim Baby findet das Kennenlernen noch unbewußt statt, beim Erwachsenen kann das bewußter geschehen. Er ist der Umgebung nicht mehr so ausgesetzt, nicht mehr so verbunden mit ihr wie das Kind. Er mußte sich während der Menschheitsentwicklung mehr und mehr abschließen, um sich seiner bewußt zu werden, mußte sich von der Welt trennen und sich ihr erkennend gegenüberstellen. Das geschah vielfach in dem Maß, daß der Abstand zu ihr oft erschreckend groß geworden ist. Gleichzeitig entstand unser heutiges analytisch-wissenschaftliches Denken, dessen Objektivität alles persönlich-Subjektive (auch Gefühlseindrücke) verbannt. Die Sinne werden als Apparate bezeichnet. Wenn der Mensch dadurch in seinem wahren Wesen nicht verkümmerte, wäre nichts dagegen zu sagen. Ist es möglich, daß wir das Sinnesleben retten, wieder lebendig machen?

Wie sehr der Mensch heute davon abgehalten wird, soll im folgenden kurz skizziert werden: Man sucht in den Ferien Erholung in der herrlichen Natur. Im Auto auf der Autobahn sitzt man recht unbeweglich; mit gebanntem Blick tastet man fortwährend ein kleines Stück Weg ab, die vorbeiflitzenden Gegenstände kann man kaum beobachten. Eine winzige Bewegung des Fußes entfesselt die ungeheuere Geschwindigkeit des Autos. Unser Gleichgewicht suchen wir fortwährend, indem wir Unsicherheiten und Ängste überwinden, die mit Hetze und Verkehr zu tun haben. Hitze und Kühlung wechseln abrupt. Die Abgase riecht man schon nicht mehr. Zur Erfrischung trinkt man unterwegs Getränke, die künstlich gefärbt und aromatisiert sind. Grelle Farben von Autos und Plakaten hinterlassen brutale Flecke in unserer Seele, dazu der ohrenbetäubende Lärm der Fahrzeuge und die ständige Hintergrundmusik in Restaurants oder Tankstellen. Wenn man unser alltägliches Geschwätz und Geschimpfe dazu nimmt, bekommt man ein krasses, aber wahres Bild von der Abnutzung aller Sinnesorgane, die zu lebendiger Tätigkeit nicht mehr brauchbar sind. Das sind einige der Verschmutzungsgefahren für unsere Sinne.

Gewiß können wir die Sinne so pflegen lernen, daß sie zu Pforten für unsere Wahrnehmungen werden. Es ist ja das Ich des Menschen, das wahrnimmt und bei den Dingen ist, die es erfährt! Das Ohr hört nicht, das Auge sieht nicht, der Finger tastet nicht. *Ich* höre, sehe, taste! Mit den Organen sehen, hören, tasten *wir* von außen nach innen! Heute denkt man sein Ich drinnen im Kopfe, die Welt draußen, die Sinne dazwischen. Wir sollten jedoch probieren, das Ich als ein immaterielles, außerhalb des Hauptes lebendes zu erfahren. Der Körper ist Instrument der Seele und des Geistes. Das Haupt wird von außen vom Ich bespielt. Jegliche Materie ist Außenseite, immer Oberfläche, Grenze. Diese Grenze erscheint in überirdisch-erfahrbarer Form durch die Sinne. Wir lernen aber auch Qualitäten, Eigenschaften und geistige Prozesse kennen, die hinter der Oberfläche wirksam sind.

Wir wollen die Sinne unterteilen in vier dunkle, unbewußte, schlafende körperliche Sinne:

Tastsinn	=	Erleben der Haut, der Grenze, des Substantiellen
Lebenssinn	=	Erleben des eigenen Zustandes, bis zu dem des Schmerzes

Bewegungssinn	=	Erleben der Eigenbewegung, der Muskeln, des Strömenden
Gleichgewichtssinn	=	Verhältnis zur Umgebung, in den drei Dimensionen

Es schließen sich die fünf bekannten, halb-bewußten, träumenden seelischen Sinne an:

Geruchssinn	=	Äußerer Ansatz der Atmung, Ergründung der Qualitäten
Geschmack	=	Äußerer Ansatz der Verdauung, ergründung der Substanz
Sehen	=	Orientierung der Dinge im Raum, nebeneinander
Wärme	=	Empfinden des Seelischen im Blute
Hören	=	Orientierung der Dinge in der Zeit, nacheinander

Diese neun Sinne kennt heute die Wissenschaft. Sie hat der Mensch mit dem Tiere gemeinsam. Doch der Mensch fügt noch drei rein-menschliche, helle, wach-geistige Sinne hinzu:

Wortsinn	=	Verstehen des Inhaltes der Sprache
Denksinn	=	Folgen-Können des Gedankens
Ichsinn	=	Begreifen der Individualitäten

Die zwölf Sinne des Menschen sind immer auf verschiedene Weise miteinander verbunden. Man sieht das deutlicher, wenn man sie im Kreis gruppiert vorstellt, wobei zwei einander gegenüberstehende Sinne in eine besondere Beziehung zueinander treten. Zudem stehen sie in Beziehung zu den sieben Lebensprozessen. Es würde zu weit führen, diese Verhältnisse hier ausführlich zu behandeln.

Unsere Frage ist, wie wir die Sinne pflegen und benützen können, um die Welt nicht nur kennen, sondern auch lieben zu lernen. Dazu gehört nicht so sehr das Wissen *über*, als vielmehr unser Erleben *an* der Welt; dieses wird im künstlerischen Tun am allerdirektesten bewirkt.

Schon beim Anschauen eines Gemäldes erfahren wir das Zusammenwirken der zwölf Sinne. Der Beschauer steht vor einem Bild: Er tastet die Oberfläche mit seinem Blick ab, fühlt sich wohl darin, entdeckt Bewegungen, Linien, sieht Tiefe, Räumliches. Er spürt die zarten Farbnuancen, findet es geschmackvoll. Er sieht Gegenstände, erlebt warme und kalte Farben, lauscht nach der Stimmung. Er versteht das Thema und folgt der Interpretation. Er erkennt den Maler. Zwölf Wahrnehmungen haben wir beschrieben, die nicht unbedingt in dieser Reihenfolge auftreten. Es soll nur charakterisiert werden, wie reich das Zusammenwirken aller Sinne im Künstlerischen ist. Gerade durch diese Verbindung werden sie verlebendigt. So kann ein intensives Sehen, Hören, Tasten usw. entstehen, das weitgehend vertieft wird, wenn der Mensch sich selber künstlerisch betätigt.

Geht man ganz unvoreingenommen an die Sache heran, so kann auffallen, daß man beim künstlerischen Tun äußere Eindrücke mit inneren Erlebnissen verbindet. Das von außen Aufgenommene wird nach innen verarbeitet und schöpferisch neugestaltet. Die Seele formt es um. Das, was außen war und Oberflächen-Bildcharakter hatte, wird vom Erleben erfaßt, umgebildet und als neue Schöpfung der Welt zurückgeschenkt. Die Synthese des Geistigen in der Welt mit dem Geistig-Seelischen des Menschen ist das Kunstwerk. Als Mitschöpfer kann er die Bausteine der Schöpfung ergreifen und mit seinem Geist durchtränken. Diese Bausteine findet man in Farben, Formen, Klängen, Bewegungen usw., die sowohl den Naturerscheinungen als auch dem Kunstwerk zugrunde liegen.

Wenn der Mensch Musik macht, so komponiert oder vollzieht er Klanggebilde nach, die er sich erst erlauscht hat.

Er macht Unhörbares hörbar. Er hat sein Gehör geschult, um damit von sich aus mit Tönen schöpferisch umgehen zu können. Zum Malen muß er sich erst schulen im Sehen, im Verstehen der Sprache der Farben. Beim Modellieren muß das Tasten im Nachbilden der Naturformen verfeinert werden. Er muß die Kräfte des Konkaven und Konvexen verstehen lernen, Verhältnisse von Inhalt und Umgebung der Formen, Spannungen grader und gekrümmter Flächen erfahren. Das alles ist Sinnesschulung, die man durch Übung »in die Hand« bekommt, nachdem einem das »Auge aufgegangen ist«, bis man endlich ein Kunstwerk schaffen kann.

Man könnte sagen, daß das künstlerische Tun ohne Sinnesschulung gar nicht möglich ist, oder aber im Unbewußten, Zufälligen steckenbleibt, wenn die »Technik« nicht erst durch Übung vom Auge oder Ohr in die Hand geflossen ist. Alle sogenannte künstlerische Technik ist weit entfernt von jeder wachen, übenden Sinneswahrnehmung.

Könnte man sagen, daß die Sinneswahrnehmung durch das Künstlerisch-Schöpferische erst wirklich eine Innenseite bekommt? Mit den Sinnen nehmen wir eben nur »Bilder« wahr, noch nicht das Lebendige selbst. Dazu ist das fühlende Erleben der Seele nötig. Die phänomenologische Beobachtung ist »Einatmung«, das Schöpferische sorgt für die Wiedererlösung, die »Ausatmung«. Eindruck verlangt nach Ausdruck. Dieses Gespräch zwischen Seele und Welt ist die Aufgabe des Künstlerischen.

Eben in diesem Sinne droht uns in dieser Zeit eine Art Erstickung. Viele Krankheiten sind die Folge überreizter oder abgestumpfter Sinnesorgane, die zu seelischer Unterernährung führen. Der Nerven-Sinnes-Pol wird in passiver Weise überfordert. Die Aufnahme zu schneller, zu lauter, pausenloser Eindrücke wirkt sich in Verhärtungserscheinungen physisch aus, während im psychischen Bereich Nervosität,

Schlaflosigkeit, Ängste und Konzentrationsschwäche ausgelöst werden können.

Aufgabe der Künstlerischen Therapie ist es, das Gleichgewicht im Menschen wiederherzustellen. Im harmonischen Wechselspiel des Denkens, Fühlens und Wollens kann sich der Kranke beim Schaffen in Harmonie bringen. Es können ihm vom Therapeuten spezielle Aufgaben gestellt werden, durch die er sich mit ganz bestimmten Wahrnehmungen und Gestaltungen beschäftigen muß. Hieraus können ihm die Kräfte zufließen, die er zu seiner Heilung braucht.

Wir verdanken es Margarethe Hauschka, daß vom Medizinischen zum Künstlerischen eine deutliche Brücke geschlagen wurde. Das Physiologische im Körper findet sein Ebenbild in gewissen künstlerischen Prozessen. Durch das Ausführen und Erleben dieser Prozesse kann im Menschen bis ins Physiologisch-Organische Heilung stattfinden. Um die richtigen Übungen zu finden, ist es für den Therapeuten notwendig, sich sowohl mit der lebendigen Physiologie, als auch mit den geistigen Hintergründen der Künste gründlich zu befassen. Dafür sollte eine lange und gründliche Ausbildung sorgen.

Es ist eine Erfahrungstatsache beim Malen, daß der Umgang mit warmen oder kalten Farben über den Wärmesinn den Wärmeorganismus ansprechen und beeinflussen kann. Daß im dynamischen Zeichnen mit gewissen Formelementen und Rhythmen, z. B. bei Sprachgestörten, auf den Wortsinn eingewirkt werden kann, hat sich ebenfalls erwiesen. Im geometrischen Zeichnen wirken logische Gesetzmäßigkeiten ordnend auf das Denken. Das Kneten mit Ton macht erdenfest und wirkt gestaltend, inkarnierend. Das Malen mit zarten Wasserfarben bringt lösende Eigenschaften mit sich und wirkt heilend auf die Atmung.

Jeder Mensch ist selbst ein Kunstwerk, einzig in seiner Art, seinem Temperament, seiner Biographie, seiner Krankheit und deren Verlauf. Jede Kunst hat auch wiederum ihre besonderen Elemente. Bei der Musik denke man an Melodie, Harmonie, Rhythmus und Takt, an die verschiedenen Instrumente, die Musikformen, die Komponisten! Jedes dieser Elemente hat eine völlig andere Wirkung auf die Wesensglieder des Kranken. Dasselbe gilt für jede Farbe und deren Zusammenstellung, jede Linie, die gezeichnet, jede Form, die modelliert wird. Ob dunkel oder hell, ob zentrifugal oder zentripetal, ob eckig oder rund, ob gerade oder geschwungen – der Einfluß einer künstlerischen Übung kann heilend oder krankmachend sein, abgesehen von der Kunstform, die man für den Kranken wählt. Doch ein fortwährendes »Hinhorchen« und »Abtasten« macht es dem Therapeuten, in Zusammenarbeit mit einem Arzt, möglich, die richtigen künstlerischen Mittel für die gewünschte Entwicklung des Patienten zu finden. Natürlich wird der Therapeut seinen Patienten nur dann verstehen können, wenn er seine eigenen Sinne geschult hat und immer weiter schult, denn nur aus der rechten Wahrnehmung des kranken Mitmenschen kann die ihm gemäße Therapie hervorgehen.

Zur Schulung von Hören und Sehen

»Es vergeht einem Hören und Sehen« kann man beinahe sagen, in Anbetracht des Übermaßes an Sinneseindrücken, denen man heute ausgesetzt ist. Und doch fragen wir einander noch immer: »Siehst Du?« oder: »Hör' mal!« – und meinen damit etwas anderes als nur ein äußerliches Sehen und Hören. Was meint man damit eigentlich?

Mißverständnisse oder unglückliche Beziehungen zwischen Menschen entstehen oft aus »Ver«-Sehen oder aus Mangel an gegenseitigem Zuhören. Man sieht die Dinge nicht so, wie sie wirklich sind, oder folgt nicht der inneren Stimme des Gewissens. Nicht selten fehlt uns der richtige Blick, das richtige Gehör, mit dem wir dem Mitmenschen begegnen könnten. Die Unbefangenheit früherer Zeiten, die Liebesfähigkeit einer fernen Zukunft fehlen uns. Es ist, als ob das verstandesmäßige Urteil sich oft zwischen das Liebesbedürfnis des einen und des anderen Menschen schiebt.

Unser seelisches Ohr kennt das Hören unter anderem als ein *Verhör,* bei dem der Zuhörer verstandesmäßig urteilt, oder aber als ein *Gehör,* wo er »gehorsam« ist gegenüber dem, was er anhört. Während ein Verhör prinzipiell kalt und hart ist und mit Urteil oder gar Verurteilung zu tun hat, ist das Wort Gehör verbunden mit dem Gefühl des Miterlebens, des Sich-Öffnens. Das Hören hat demnach zwei Möglichkeiten, eine äußerliche und eine innerliche.

Auch im Sehen erleben wir eine solche Dualität der Wahrnehmung. Man kann etwas von einem bestimmten Gesichtspunkt aus sehen oder aber verschiedene offene Einsichten gewinnen. Verstandesmäßige Gesichtspunkte sind so vergleichbar mit Scheinwerfern, ja oft sogar mit dem Blitzlicht eines Photoapparats, das lieblos und kalt ist. Die Schnelligkeit der blitzartigen Geistesgegenwart schließt leicht alles aus, was langsam wachsend, sich entwickelnd, warm und liebevoll Licht in die Zukunft bringen kann. Kalte, tötende Blicke einerseits, warme, selbst glühende Blicke andererseits sind die Beleuchtungsmöglichkeiten, zwischen denen unser Geist oft hin und her schwankt. Zwischen Geistesblitz und Seelenglut leben wir mit unserem inneren Licht; mit unserem Wesen sehen wir so unsere Mitmenschen bis durch den äußeren Blick des Auges hindurch vernichtend oder aufbauend an.

Wie kann man nun bewußt wählen lernen zwischen dem, was unser Ohr hören, was unser Auge sehen will? Durch Übung! Nur durch Übung können wir heute neue Fähigkeiten erwerben, die in der Zukunft brauchbar sein werden. Kein Rezept wird uns blitzartig helfen können, nur die unermüdliche Arbeit an unserer zukünftigen Haltung, Einstellung und Handlungsweise wird uns eine größere Lebenskunst ermöglichen, die bis ins Soziale hinein heilsam wirken sollte. Denn von Sozialem kann ja erst die Rede sein, wenn das Seelenleben des einzelnen von ihm selber gepflegt, seine Moralität sauber gehalten wird. Die Arbeit an uns selbst, dieser Schulungsweg, ist ja Vorbedingung für das Finden und Instandhalten sozialer Organismen und Formen.

Hierbei kann uns das Künstlerische, das wir heute noch als ein separates Lebensgebiet ansehen, helfen, Lebenskünstler zu werden. Eine kleine Übung soll das illustrieren:

Ich schildere ein gewisses Objekt rein verstandesmäßig so genau wie möglich. Nehmen Sie nun bitte Bleistift und Papier, lieber Leser, und zeichnen Sie das, was ich Ihnen in folgendem Absatz so genau wie möglich beschreibe:

»Ein rundes, helles Gefäß steht mitten auf einem viereckigen Tisch. Das Gefäß hat die Form einer halbierten Hohl-

Kugel. Auf seiner rechten Seite hat es einen ohrförmigen Henkel. Das Ganze wird diagonal von rechts oben aus einer nicht sichbaren Lichtquelle beleuchtet, wodurch auf der linken Seite Gefäß und Tischoberfläche beschattet sind.«

Vergessen Sie nun meine erste Beschreibung und machen Sie nochmals eine Zeichnung von dem, was ich Ihnen jetzt schildere:

»Eine schöne, zart-weiße Porzellantasse steht bereit zum Frühstück. Jemand hat sie behutsam auf eine viereckige Filzdecke gestellt und das Fenster geöffnet, durch das das Morgenlicht von rechts mild herabströmt und nach links weiche Schatten wirft. Der feine Henkel des Täßchens bietet uns die Tasse zum Trunk an.«

Wer diese zwei Beschreibungen nacheinander zu zeichnen versucht, wird erleben, wie sich sein Blick durch die verschiedenen Seelenstimmungen verändert! Qualität und Stil der Zeichnung werden von einem kalt-sachlichen Bild zu einem warm-empfindsamen übergegangen sein.

Genauso kann man seinen Blick schulen, indem man Objekte auf verschiedene Weise bewußt anschauen und dadurch stets andere Qualitäten sehen lernt. Auch beim Zuhören kann man vom »Was« und »Wie« aufsteigen und qualitativ horchen lernen. Das kann jeder an einfachen Phänomenen üben: Mit geschlossenen Augen lausche der Leser eine Zeitlang jeden Tag nach allem, was er in dem Moment hört: Autos, Flugzeug, Straßenlärm, Geschrei, Hundegebell, Regen, Schritte auf der Treppe, Husten ... Eines klingt von fern, anderes von nah, einiges vorne, hinten, rechts, links, oben oder unten. Laut, leise, scharf, mild, lang, kurz, plötzlich, monoton, mechanisch, natürlich, angenehm, unangenehm, bekannt, unbekannt. Langsam orientiert man sich und lernt auf Geräusch, Laute und Klänge hören, die zu quantitativen und auch qualitativen Begegnungen werden. Das Wesen des Klingenden kann sich uns auf diese Weise offenbaren!

So entwickelt man gleichsam ein Organ für das Anhören der Aussagen anderer Menschen, durch das das Intellektuell-Inhaltliche, aber ebenso auch das sonst unhörbare Seelische gehört und verstanden werden kann. Indem wir uns so schulen, mit wärmerem Anteil zu hören und zu sehen, können wir unsere Sinne durchseelen und kräftigen. Wir entwickeln damit ein schauendes Lauschen und ein lauschendes Schauen – notwendige Fähigkeiten, um in der Zukunft auf höherem Niveau im individuellen menschlichen Umgang und in sozialer Hinsicht zu besserer Verständigung und Zusammenarbeit zu kommen.

In der Therapie sind solche Übungen ein Teil der künstlerischen Betätigung. Damit der Patient ein neues Verhältnis zum täglichen Leben bekommt, aus dem er durch seine Krankheit »herausgefallen« ist, sind alle Wahrnehmungsübungen in der beschriebenen Art für ihn nicht nur heilsam, sondern sie geben ihm auch das Vertrauen, sich später wieder in das tägliche Leben eingliedern zu können. Diesen sozialen und praktischen Aspekt sollte man nie aus dem Auge verlieren. Viele Depressionen und Ängste, die Flucht in eine Krankheit etc. hängen hiermit zusammen. Je mehr positiven Inhalt man dem Patienten mitgeben kann, desto günstiger wird seine Heilung dadurch beeinflußt.

Das Künstlerische als sozial-therapeutische Übung

Vergangenheit

Wie mag sich das tägliche Leben früher abgespielt haben ohne Radio, Schallplattenspieler, Fernseher, ohne Zeitung und ins Haus gelieferte Post, ohne Autos, Autobusse, Eisenbahnen, ohne Supermarkt und Massenfabrikation ..., ohne jene tausend Dinge, die die Technik erst in diesem 20. Jahrhundert hervorgebracht hat und die uns jetzt so selbstverständlich sind? Wir können uns eine solche Lebensweise vielleicht vorstellen, aber so etwas fühlend nachzuerleben ist schon viel schwerer. Ein Gefühl von Behagen und Ruhe mag einen überkommen, wenn man sich vorstellt, daß es damals viel weniger Eile und Lärm gegeben hat, weniger Gestank und Verschmutzung, von allem einfach weniger! Der Überfluß der Dinge macht einen müde. Das Wenige ist nicht etwa weniger interessant, jedoch das Viele langweilt auf die Dauer. So wie Kinder, die zu viel Spielzeug haben, überkommt uns die Langeweile, weil unsere Phantasie nicht in Kraft treten kann. Die Vielheit erstickt uns. Präzision nimmt uns den Atem und lähmt die eigne Schaffenskraft. Das schöpferische Element in jedem Menschen konnte früher in allen, noch mit der Hand gemachten Sachen zum Vorschein kommen. Was wir heute als Volkskunst bezeichnen, war Anliegen des ganzen Volkes. Jedermann hatte mehr oder weniger Anteil daran: Werkzeuge, Hausrat, Möbel, Kleidungsstücke, Schmuck, sakrale Gegenstände wurden mit der Hand gemacht. Sorgfalt, Liebe und viel Zeit wurden auf das Verfertigen von allerlei Gebrauchs- und Kunstgegenständen verwendet, – das kann man an ihnen jetzt noch ablesen.

Ferner war in früheren Zeiten das, was an großen Bauwerken, Plastiken und Gemälden geschaffen wurde, noch anonym, war das Werk einer großen Anzahl von Menschen oder mehrerer, aufeinanderfolgender Generationen. Dies ist verständlich, weil Inspiration damals noch nicht aus individuellen Persönlichkeiten entsprang, sondern aus einem gemeinsamen religiösen Impuls oder aus Aufträgen von Menschheitsführern, die mit den Gesetzen der Bau- und Bildhauerkunst sowie der Malerei bekannt waren und dieses weitergaben. In dieser Hinsicht war das »Menschenvolk« mit einem Bienenstock vergleichbar: Es wurde durch übersinnliche Weisheit geführt, die die Menschen mit gleichen Vorstellungen und Fähigkeiten bedachte. So wie die Natur oft als ein Kunstwerk betrachtet wird, das uns den großen Schöpfer zu erkennen gibt, so war das Künstlerische eine natürliche Gabe der alten Völker, durch die ihre religiöse Verbundenheit mit der Schöpfung zum Ausdruck kommen konnte. Mit einer gewissen Wehmut, mit einer Art Heimweh müssen wir manchmal alte Volkskunst betrachten.

Gegenwart

Mehr und mehr sind die meisten Menschen zu Zuschauern und Zuhörern geworden. Viele von ihnen empfinden die heutige Technik als lähmend, wie z. B. die Vollkommenheit der Farbphotographie. Das Angebot ausgezeichneter Reproduktionen und Schallplatten, die Menge der Kunstbücher, Kunstreisen, Filme über Kunst, Konzerte, Ausstellungen, Kurse etc. ist größer denn je, aber ... irgend etwas vermißt man doch.

Ist es nicht doch so, daß man die Empfindung einer gewissen Kluft hat, die zwischen diesem großen Angebot, dieser Bereicherung einerseits und andererseits der Armut an

Künstlerischem in unserem Leben, unserm Lebensstil liegt, und die man nicht zu überbrücken vermag? Ist es nicht das Gefühl, daß das Künstlerische heute nur zu einem gewissen Ausgleich, einer Freizeitbeschäftigung, einem Hobby, einer Zerstreuung geworden ist und nicht wirklich einen Teil dessen ausmacht, was wir das gewöhnliche Leben nennen, das vielen so sinnlos erscheint.

Alles beginnt eigentlich schon bei der Erziehung, die meist das künstlerische Element vernachlässigt und ihren Schwerpunkt auf den Intellekt legt. Man lernt der Resultate, der Leistung wegen und um so schnell wie möglich Karriere zu machen. Da soll man keine Fehler begehen, Umwege halten unnötig auf, eigne Phantasie und Eingebungskraft bringen einen vom Wege ab. Kein Wunder, daß viele Menschen heutzutage aus Angst vor dem Mißlingen und nicht zu erfüllenden Erwartungen keine einfachen Anfangsübungen, tastenden Versuche unternehmen wollen, die jedoch die unvermeidliche Basis zur Entwicklung künstlerischer Fähigkeit bilden. So entgeht einem die Freude am Lernprozeß selbst: im Suchen und Finden, im Tüfteln und Tasten, im Erobern, Entdecken, Entwickeln und Durchsetzen! Während des künstlerischen Tuns ist man stets auf der Suche nach den richtigen Verhältnissen, einem Gleichgewicht zwischen Gegensätzen, die ohne dieses Gleichgewicht unter Umständen unbefriedigend, häßlich und zu einseitig sein können. Man muß dauernd unterscheiden zwischen:

Konkretem und Abstraktem
Großem und Kleinem
Dunklem und Hellem
Hartem und Weichem
Schnellem und Langsamem
sich Bewegendem und Ruhendem
Spitzem und Rundem

Kaltem und Warmem
Hohem und Niedrigem
und anderem mehr!

Ist hier nicht die Rede vom Bewußtwerden, Handhaben und erlernbaren Beherrschen von Extremen, denen wir ja auch im täglichen Leben begegnen, besonders da, wo wir zu einer bewußten Wahl aufgefordert werden? Sind wir nicht dauernd damit beschäftigt, unser eigenes Leben zu komponieren – und sind doch oft stümperhafte Komponisten; unser Leben aufzubauen – und sind doch unvollkommene Architekten; unsre Umgebung zu formen – und sind doch ungeschickte Bildhauer? Haben wir vielleicht noch so wenig Gleichgewicht in unserm täglichen Leben, weil wir heute unser künstlerisches Gleichgewicht nicht mehr an den Künsten schulen, so wie es die Menschen früher taten? Hingabe, Interesse und Intensität des Erlebens, die beim Schaffen eines Kunstgegenstandes nötig sind, – daran mangelt es heute leider allzuoft bei unseren gewöhnlichen automatischen, alltäglichen Verrichtungen.

Zukunft

Wie würde es dem modernen Menschen ergehen, wenn er das regelmäßige künstlerische Tun als Übungsweg zu einer gesünderen Lebensweise ansähe und sein tägliches Leben selbst als ein Kunstwerk betrachtete? Dürfte das Leben dann mit der Zeit nicht zur Lebenskunst werden, die wir tatsächlich in jedem Moment und in jeder Situation ausüben und bei unserm ganzen Tun und Lassen anwenden könnten?

Als Beispiele seien zwei sich stets wiederholende tägliche Vorgänge genannt: erstens, *die Mahlzeit.* Was für künstlerische Wesenszüge sind bei den Mahlzeiten zu finden? So wie wir Tönen und Farben gegenüber ein Qualitätsbewußtsein entwickeln können, so auch gegenüber dem Geschmack, dem Geruch und der Qualität unserer Lebensmittel. Ferner ist die Zusammenstellung der einzelnen Gänge von Wichtigkeit: Welcher Geschmack neben welch anderem Geschmack? Ton auf Ton bildet Intervalle, Harmonien und Dissonanzen; Farbe neben Farbe bringt Leben und Ausdruck in ein Gemälde, wobei die Farben gegeneinander abgestimmt sein müssen. Dasselbe gilt für den Geschmack. Und dann die Anordnung der Gänge im ganzen Menü: Vergleichbar mit einer Sonate oder Symphonie mit ihren verschiedenen kontrastierenden Sätzen! Nicht zu vergessen sei auch das Tischdecken, das künstlerisch sein kann, oder auch nicht. Schiebt man die Teller unordentlich auf den Tisch, dann liegt alles entweder zu dicht bei- oder zu weit auseinander, und es ergibt sich im Gesamtbild des gedeckten Tisches weder Schönheit noch Andacht, und das kann etwas vom dem Wohltun der Mahlzeit verderben. Und schließlich bilden Wiederkehr, Dauer und Stimmung bei den Mahlzeiten einen Teil des Künstlerischen, wodurch ein derartiger Vorgang eine neue Dimension annehmen kann.

Als das zweite Beispiel sei *das Gespräch* angeführt. Wo finden wir hier nun künstlerische Züge? Beim Sprechen selbst handelt es sich um Tonfall, Betonung, Rhythmus, Takt, Laut usw. Eine Stimme kann voll und melodiös oder flach und eintönig klingen. Das, was sich als Innerlichkeit dahinter befindet, kommt auf diese Art zum Ausdruck, und mit Recht sagt man: »C'est le ton qui fait la musique.«

Innerliche Bewegung äußert sich ebenfalls im Sprechtempo, in den Betonungen, den Pausen, besonders der Intonation. Der Inhalt des Gesprochenen kommt in dem Maße zum Ausdruck, in dem der Sprecher wirklich bei und nach dem Gesagten hörbar wird, wie er sich dabei einsetzt. Wenn er »außerhalb« des Gesagten bleibt, dann spricht er seine

Sätze nur »pro forma«, allein der äußeren Form halber, nur als Phrase. Wirft er andererseits alle üblichen Redewendungen über Bord, dann sagt er oft Dinge, die keinen Wirklichkeitsbezug haben, die »aus dem Ton fallen« und die Atmosphäre verderben, in der sie gesprochen werden, ganz wie die Klänge eines Instruments, die in ein Musikstück nicht hineingehören.

Manchmal sind wir nicht feinhörig genug, um zu wissen, was in einem gewissen Moment in einem Gespräch verlangt wird und was zu der Gesetzmäßigkeit des Gesprächsverlaufes ge-hört. Wir haben die Tendenz, absolut nichts mehr zu übernehmen, was durch Gesetz, Konvention oder Tradition vorgeschrieben ist, was aus reinem Anstand gesagt werden müßte, was sich darum ge-hört. Doch dies ist wichtig: Selbst »hören« zu lernen, was sich wo und wann ge-hört, und dies tatsächlich zu üben in täglichen Situationen. Wir können sie als künstlerische Ereignisse er-horchen lernen, anstatt ihnen rein gefühlsmäßig oder unbewußt zu ge-horchen.

Alles hat bestimmte organische, gesunde und gesundende Eigenschaften, Gesetze von Anordnung und von Gleichgewicht. Wie oft sündigen wir gegen diese Gesetze! Das Zuknallen einer Tür während eines ruhigen Gesprächs kann wie ein knallroter Fleck in einer zartgrünen Landschaft wirken. Einen Gedanken nicht aussprechen zu dürfen kann gewissermaßen wie ein weißes Loch in einem Gesprächsgemälde anmuten. Wegen unsrer starken Subjektivität versäumen wir es oft, objektiv hinzuschauen, richtig hinzuhören auf das Ganze. Wie anders könnte es sein, wenn wir uns mehr von uns selbst distanzieren würden und das Leben in allen Einzelheiten als ein Kunstwerk betrachteten und behandelten, wenn wir uns selbst mehr in den Hintergrund stellten und das tägliche Leben anfingen zu ordnen, zu rhythmisieren und zu harmonisieren wie ein Musikstück, wie ein Gemälde, wie eine Plastik?

Niemand kann mehr vorschreiben, was sich ge-hört und was nicht. Ein Appell an unser eignes Hörvermögen! Wir müssen in unserem Innenleben ein neues Hörorgan ausbilden, das in aller Freiheit zu entscheiden vermag wie, was, warum und wo das Rechte zu finden ist. Umgebung und innere Freiheit brauchen nicht in Konflikt zu geraten, wenn wir dem inneren Ohr treu sind, das uns einflüstert, was getan werden muß.

Durch die Ausübung künstlerischer Tätigkeiten: Malen, Modellieren, Sich-Bewegen, Musizieren usw. könnten alle Menschen zu Erfahrungen kommen, die ihr tägliches Leben wieder sinnvoll und interessant machen würden: Durch das Entdecken bestimmter Grundsätze, die bei allen Verrichtungen gegenwärtig sind. Die Verwandlung alltäglicher Handlungen, die zu einer langweiligen Gewohnheit, nur noch zu einer bloßen Pflicht herabgesunken sind, bis etwas Künstlerisches in ihnen geschieht, wodurch Freude und Interesse wieder ins Leben einfließen können – das ist für die Zukunft von Wichtigkeit. Dies kann zur Verhinderung von Krankheitserscheinungen, die nicht nur in Krankenhäusern, sondern auch in unserm eigenen Wohnzimmer zutage treten, beitragen.

Oft erwarten wir, daß andere Menschen etwas in der Richtung einer Erneuerung unternehmen. Wir geben der Politik, der Wirtschaft, der Technik, der gesamten Gesellschaft die Schuld für ihre Unterlassungssünden ... aber was hilft das? Am Ende sind wir selbst ein Teil alles dessen und darum mitschuldig!

Wie wäre es, wenn jeder von uns bei sich selbst beginnen würde, bei seiner eigenen Mahlzeit, beim Gespräch mit seinem Nachbarn?

Noch einiges über die Musik

»Wer hätte das gedacht«, sagte mir eine ältere Dame bei der Musik-Therapie, »es ist die schönste Stunde der Woche!« Sie liebte Musik schon immer, hatte aber nie den Mut gehabt zum Singen. Ihr Klavier stand unberührt im Zimmer. Jetzt erst, mit 69 Jahren, merkte sie, daß sie ganz gut und rein singen konnte, besonders, wenn sie es zusammen mit anderen tat.

Diese Frau, die nach einem Hüftbruch mit einem Gehwagen wieder anfing zu laufen, entdeckte während ihrer Genesung eine neue Quelle der Freude: die des Musizierens auf ganz einfachem Niveau.

Es fing an mit einer Gruppe älterer Menschen in einem Pflegeheim. Neben medikamentösen und auch künstlerischen Therapien bekamen die Patienten jener Klinik jede Woche Gelegenheit, sich im Musizieren zu üben. Das Singen war dabei sehr wichtig.

Viele leiden an Minderwertigkeitsgefühlen. Der eine sagt, er sei zu heiser, der andere, er habe keine Stimme, der dritte, er könne nicht rein singen, und im Grunde genommen haben alle etwas Angst, ihre Stimme zu hören und hören zu lassen! Aber darum ist das Singen gerade so wichtig, weil sich, ganz aus der Seele kommend, diese Innenwelt äußern kann. Die menschliche Stimme ist das intimste, individuellste Instrument, das in Sprache und Gesang erklingt. Der Klang ist noch viel direkter beim Singen als beim Sprechen; man kann nichts darin verbergen, während die Sprache auf inhaltlich-intellektuellem Gebiet das Seelische verdecken kann. Beim Singen kommt der Klang aus dem Innern des Menschen, aus

Falls Lieferung an Dritte gewünscht, hier Adresse des Beschenkten angeben; Rechnung geht an die umseitig genannte Adresse. Die Bücher sind zu senden an:

Bitte ausreichend frankieren

Verlag
Freies Geistesleben
Postfach 131122

7000 Stuttgart 1

seinem Wesenskern. Er fühlt sich wie ein Kind und merkt, wie gut es ist, sich so zu geben, wie man ist, und die Angst vor der Blöße der Stimme zu überwinden. Außerdem ist das Weit- und Lebendig-Machen des Atems, des Luftstroms, der Mensch und Außenwelt verbindet, ein heilsames, rhythmisches Geschehen. An Goethes Gedicht sei hierbei erinnert:

»Im Atemholen sind zweierlei Gnaden:
Die Luft einziehen, sich ihrer entladen.
Jenes bedrängt, dieses erfrischt,
So wundervoll ist das Leben gemischt.
So danke Gott, wenn er dich preßt,
Und danke Ihm, wenn er dich wieder entläßt.«

Als Vorbereitung für das Singen muß erst gut zuhören und lauschen gelernt werden. Im Halbkreis sitzen wir entspannt auf unseren Stühlen und schließen die Augen. Was hören wir? Drinnen Menschen, draußen Verkehr, Vögel, Wind... Wo sind die Klänge und Geräusche im Raum. Draußen? Wann tönt das alles auf? Hört man verschiedene Rhythmen? Welche? Auch Autos, und die Eisenbahn... Was spricht sich in den Tönen aus? Qualitäten? Farben? Welche Klänge sind höher, welche tiefer?

Wir hören auf die Dauer auch schnelle, langsame, laute, leise, nahe, ferne, spitze und runde Klänge und entdecken immer wieder neue. Auch probieren wir, sie zu zeichnen, zu malen, zu beschreiben.

Wenn man sich so mit dem Lauschen und Hören beschäftigt, bekommt man auf einmal viel mehr Interesse für das Klangliche überhaupt und hört viel mehr und differenzierter. Sogar Schwerhörige hören dadurch besser und genießen dasjenige mehr, was sie hören.

Nun lauschen wir auch nach innen und lassen einen Ton oder eine ganze Melodie in uns erklingen. Man kann sich an ein Kinderlied erinnern und es innerlich singen! Man kann auch eine Tonleiter im Innern singen, Stufe für Stufe hinauf zur Oktave und wieder hinunter. So kann man sich unhörbar »stimmen«, und indem man das tut, spürt man die Senkrechte an den Wirbeln der Wirbelsäule, die sich im Körper aneinanderreihen wie die Töne der Tonleiter. Es verstärkt die Aufrichtekraft im Menschen, wenn er das so übt.

Zwischen dem Lauschen nach außen und dem Lauschen nach innen vermittelt der Mensch. Wenn wir nun innerlich einen Ton wählen und diesen hörbar summen, so werden Innen und Außen verbunden. In einer Gruppe klingt das ganz wunderlich, wenn jeder so leise seinen Ton summt, doch auf die Dauer entsteht fast immer eine Harmonie von Tönen, die einander finden. So kann man sich dann auch mit den andern Menschen »stimmen«, ihnen zuhören und sich ihnen anpassen, bis man vielleicht zu einem gemeinsamen Ton kommt und diesen zusammen singen kann, auf verschiedenen Vokalen in verschiedenen Lautstärken. Bei diesen Übungen vergessen die meisten ihre Angst, ihre Heiserkeit und ihre Krankheit. Langsam kommen sie vom Lauschen zum Summen, vom Summen zum Singen, vom Singen zum Lied mit Worten. Einfache Rhythmen findet man in alten Volksliedern, in Kanons, in Weihnachtsliedern. Dabei lernen die Kranken einander zu hören, die Schönheit der Klänge und die Gesetzmäßigkeiten der Musik in sich aufzunehmen und sich aus ihrer Vereinsamung zu lösen.

Die Elemente Melodie, Harmonie, Rhythmus und Takt sind nicht alle für jeden heilend. Ältere Menschen sollten nicht zu viel Takt und Rhythmus erleben und erüben, weder mit dem eigenen Körper noch instrumental. Bei ihnen kommt es darauf an, im Melodischen und Harmonischen, am liebsten mit der eigenen Stimme, geistige Wachheit und Seelenwärme zu erzeugen. Bei jungen Menschen unserer Zeit ist das oft anders. Dem Hang zu Maßlosigkeit, unrhythmischer Lebensart, zum Träumen, zur Droge und dergleichen kann entgegengearbeitet werden mit täglichen Rhythmus- und Taktübungen.

In der Arbeit mit Drogenabhängigen wurde deutlich, wie stabilisierend und kräftigend das Stampfen, Laufen, Rennen, Klatschen oder Klopfen ist – in verschiedenen Tempi, mit verschiedenen Akzenten, schneller oder langsamer werdend, mit Gebrauch von Armen und Beinen. Dabei wird ein Gefühl dafür geweckt, wie man lebensmäßig in die großen Gesetze von Raum und Zeit eingebunden ist. Die Geistesgegenwart, die man benötigt, um die eigenen Glieder zum Gehorsam zu zwingen, versetzt in einen höheren Bewußtseinszustand und vermittelt ein gesundes Körpergefühl, das noch besser erzielt wird, wenn der eigene Körper als Instrument benutzt wird, als wenn man Schlaginstrumente einsetzt, die man natürlich auch hinzuziehen kann.

Diese Übungen können allein, aber auch gerade in Gruppen gemacht werden, wobei die Patienten eine große Stütze aneinander wie auch viel Spaß miteinander haben. Wichtig ist dabei das spielerische Element und viel Phantasie, mit deren Hilfe trotz Gründlichkeit auch viel variiert und abgewechselt wird.

Das Singen im Chor hat natürlich auch viele Aspekte des Sozialen und individuell Formenden in sich. Die Ich-Kräfte jedes singenden Menschen werden immer angesprochen, wobei dann auch Blas- oder Streichinstrumente eingesetzt werden können. Zu jeder Krankheitserscheinung müßte man das dazugehörige Heil-Instrument finden können, die heilenden Töne, Intervalle, Rhythmen, Zeitmaße, die, ähnlich einer künstlerisch zusammengestellten medikamentösen Behandlung, für diesen bestimmten Patienten die Antwort auf die Frage seiner Krankheit geben können.

Es wird der ältere, an Verhärtungen leidende Mensch eher gelöst werden, wenn er Melodien hört, singt und spielt, während der junge, sich nicht gut inkarnierende Mensch besser mit beiden Beinen auf dem Boden stehen kann, wenn er diese »pünktlich« und kräftig im Musikalischen betätigt.

Von Musiktherapie kann, nach gründlichem Studium aller Möglichkeiten, in Zukunft viel erwartet werden. In unserer Zeit des Fernsehens, Radios, der Schallplatten und Kopfhörer mit ihren ohrenbetäubenden Geräuschen ist es auch für die ganze Menschheit wichtig, etwas Entgegengesetztes zu lernen, das nicht abstumpft, sondern Musik aus dem innerlichen Lauschen, aus der Stille heraus, erweckt. Die Angst vor der Stille muß überwunden werden. Der Zauber des Musikalischen wird uns dann entgegenkommen und beglückend heilen.

Heilende Kräfte der bildenden Künste

Vom Künstlerischen geht immer etwas Festliches aus, weil es uns aus dem alltäglichen Leben heraushebt. Die Kunst erfüllt ein inneres Verlangen nach Schönheit, Wahrheit und Güte und macht uns glücklich; das erleben wir unbewußt als heilend, atemspendend, erhebend. Wollen wir das Heilsame der Kunst kennenlernen, so sollen wir jedoch nicht davon ausgehen, daß *alle* Kunst gesundend wirkt. Man muß unterscheiden zwischen Kunst als Ausdruck des kulturellen Niveaus der ganzen Menschheit und Kunst, die für den einzelnen gesunden oder kranken Menschen eine bestimmte Rolle spielen kann.

In letzter Zeit kann das Erwachen eines neuen Verlangens nach Kunst bemerkt werden, vielleicht als Reaktion auf das heutige Leben, das uns durch seine technischen Errungenschaften selbst sehr passiv sein läßt. Man sucht die eigene Kreativität und damit auch die das Schöpferische fördernde Ausbildung. Kunstschulen, Kunstgewerbe-Kurse, Ausstellungen und Museen werden mehr denn je besucht, handgefertigte Gegenstände aus natürlichem Material sind wieder mehr und mehr gefragt. Man kann sich über diese Veränderung freuen, durch deren Einfluß auch ein Qualitätsbewußtsein in der Kunst entsteht. Man kann nicht mehr sagen, Kunst sei generell heilend. Wir müssen heute schon die Werke suchen, die gut, wahr und schön sind, der eigentlichen Mission der Kunst entsprechen, wenn sie auch manchmal anderes zum Ausdruck bringen muß. Von vielen Menschen wird heute empfunden, daß das Künstlerische nicht nur von großen Künstlern geschaffen, sondern auch im täglichen Leben wieder gefunden werden muß, wollen wir gesund bleiben. Wie früher sollte das Künstlerische ein allgemeiner Kulturfaktor sein, denn eigentlich liegt es ja in der Natur eines jeden Menschen verborgen und gehört zu seinem Leben. Darum ist es notwendig, dieses immer wieder anzuregen. Die Frage ist nur das *Was, Wann* und *Wie! Wann* ist der rechte Zeitpunkt gekommen, um *was* auf *welche* Art und Weise zu entwickeln?

Wo diese Fragen leicht zu lösen sind, gibt es keine Probleme. Manche Menschen finden ihre Hobbies, entspannen sich dabei und genießen schöpferische Tätigkeiten, die sie auf andre Gedanken bringen, sie befriedigen und erfreuen. Andre sammeln Kunstgegenstände und studieren daran Geschichtliches oder Wissenschaftliches. Für viele aber ist die künstlerische Betätigung ein Teil ihrer inneren Entwicklung, wobei sie sich eventuell unter der Leitung eines Lehrers in die spirituellen und technischen Fähigkeiten einleben wollen. Abgesehen davon, daß im Grunde genommen alle Kinder kleine Künstler sind und es davon abhängt, ob das Schulsystem diese Fähigkeiten fördert, gibt es noch eine besondere Gruppe, die das Künstlerische benötigt: die wirklich kranken Menschen.

Für den Erkrankten, der beim Arzt Hilfe sucht, ist das Wichtigste bei der künstlerischen Betätigung das *Was, Wann* und *Wie.* Sie ist nicht als Hobby zu betrachten, soll nicht zum Zeitvertreib dienen, ist aber auch kein Lehrgang kunsthistorischer, wissenschaftlicher Art, sondern es handelt sich um ein drittes, neues Element, bei dem Kunst zum Medikament wird! Deshalb muß der Therapeut wissen, *was, wann* und *wie* etwas dem Kranken angeboten wird, denn die künstlerischen Elemente, oft die einfachsten Bausteine, wirken ja ganz verschieden auf körperliche und seelische Prozesse ein. Er muß wissen, wie die verschiedenen Farben wirken, was eine bestimmte Form an Kräften auslöst, wie der Kranke sich damit verbindet. Das alles wird dazu führen können, daß der Patient von seinem Leiden befreit wird. Für ihn ist seine Kunst ein zum Bild erhobenes physiologisch-psychologisches Geschehen.

Auf dem Gebiet des allgemein Hygienisch-Therapeutischen kann das Künstlerische eine heilende Rolle spielen, und: »Hilft es nicht, so schadet es auch nicht.« Im Bereich der differenzierten Krankheitsbilder jedoch muß man mit ganz bestimmten künstlerischen Elementen diese Prozesse zu beeinflussen versuchen, wobei wirksame Hilfe, aber auch großer Schaden entstehen kann. Das heißt: ein Wissen von der Wirkung, die von jenen Elementen und Prozessen ausgeht, ist für den Therapeuten von unabdingbarer Notwendigkeit.

Ebenso wie ein Arzt für seinen Patienten aus der Fülle der zur Verfügung stehenden Medikamente das auswählt, was ihm für diesen Fall angezeigt erscheint, wie eine Diätköchin aus der Vielzahl von Speisen diejenige auswählt, die für diese oder jene Erkrankung angemessen ist, so muß auch der Therapeut aus den verschiedenen Kunstrichtungen diejenige auswählen, die für *diesen* Menschen mit *dieser* Erkrankung die richtige ist. Falsch angewendet können die künstlerischen Elemente nämlich ebenso krankmachend wirken.

Rudolf Steiner hat eine neue Bewegungskunst, die Eurythmie, geschaffen. Sie kann auch von Laien erübt werden und gehört in den Lehrplan der Waldorf-Schulen. Neben der Bühnen-Eurythmie und der pädagogischen wurde die Heil-Eurythmie entwickelt, die mit ganz bestimmten Bewegungen gewisse innere Reaktionen beim Patienten auslöst, wobei diese Gebärden ebenfalls für den einen heilsam, für den andern schädlich wirken können. Deshalb gilt für den Heileurythmisten wie für jeden anderen Kunsttherapeuten, daß er seine Heilkunst in Zusammenarbeit mit Ärzten betreiben muß und selbst im Medizinischen und Künstlerischen genügend geschult sein muß, um seine Arbeit verantwortungsvoll ausführen zu können.

Eine »Diät«, eine homöopathische Dosis künstlerischer Impulse wird dem Patienten angeboten, die er, malend, zeichnend, modellierend oder musizierend, wie bei der Heileurythmie, selber ausführt und sich damit verbindet. Immer ist es das *Was, Wann* und *Wie,* das wichtiger ist als das Resultat. Der Patient ist im großen ganzen empfindlich und offen für die Sprache, die vom Künstlerischen ausgeht. Die Begegnung zwischen ihm und der Farbe oder Form, die er aufnimmt, ist das Wesentliche bei der Behandlung. Der Patient »lauscht« auf das Wesen der Farben, der Töne, der Intervalle, der Rhythmen, der Gesten und Formen. Es ist dieses Gespräch zwischen dem Patienten und den lebendigen Kräften, die in den künstlerischen Mitteln verborgen sind, das, wenn es vom Therapeuten gut geleitet und vom Patienten gehört und verstanden wird, zu einer Heilung führen kann. Diese Aufgabe liegt nur teilweise auf kulturell-hygienischem, pädagogisch-erzieherischem Gebiet, hauptsächlich aber auf demjenigen des individuell-biographischen und medizinischen, auf dem jeder Kranke seinen eigenen Weg, seine eigene Entwicklung durchzumachen hat.

Schlußwort

Das in diesem Büchlein Beschriebene soll einen allgemeinen Eindruck von der Arbeitsweise der künstlerischen Therapie und deren Möglichkeiten geben. Ich hoffe, daß immer mehr Ärzte, Pädagogen und Therapeuten sich dafür begeistern und ihre Anwendung verstehen, hinzuziehen und fördern wollen. Bis ins soziale, ökonomische und politische Leben hinein könnte so das Künstlerische die Verhältnisse des Menschen zum Leben und das Leben der Menschen miteinander günstig beeinflussen und dadurch Krankheitsprozesse in der heutigen Kultur beseitigen helfen. Dazu braucht man methodisch-didaktische Formen, mit denen man alle Arbeitsgebiete künstlerisch durchdringen kann. Die Zeit ist reif, die bislang entwickelten Methoden und Einsichten überall anzuwenden.

Kunst, Religion und Wissenschaft, die im Lauf der Zeit auseinanderfielen, können im Therapeutischen wieder zusammenströmen und den Menschen heilen. In früheren Kulturperioden geschah das von selbst. Heute, nach dem Verlust dieser Einheit, muß der Mensch sich bewußt entschließen, diese Einheit zurückzugewinnen; hierzu bietet die künstlerische Therapie eine Möglichkeit.

Wir haben versucht, in dieser Arbeit ein Gleichgewicht zu schaffen zwischen Beschreibungen des Sichtbaren und Unsichtbaren, zwischen Systematischem und Schöpferischem, das niemals in Systeme zu zwingen ist; zwischen dem, was der Arzt an wissenschaftlicher Ausbildung besitzt, und dem, was der Künstler intuitiv fühlt. In beiden Bereichen muß der künstlerische Therapeut geschult sein.

Heute arbeiten bereits zahlreiche anthroposophische Kunsttherapeuten mit seelisch und körperlich Kranken, mit alten Menschen, mit entwicklungsgestörten Kindern, mit Rekonvaleszenten, Behinderten, in Privatkliniken, in der Arzt-Praxis, in großen Krankenhäusern. Im In- und Ausland wächst das Interesse für diese Arbeit. Das stimmt dankbar und gibt außer Mut und Vertrauen auch das Gefühl großer Verantwortung für diesen neuen paramedizinischen Beruf.

Spruch

(für künstlerische Therapeuten)

Das Künstlerische, es strömt in den Menschen hinein
und macht ihn zum Instrument,
so daß der Geist ihn durchtönt,
als Persönlichkeit ihn bildet,
so kann er sich mit der Erde verbinden
auf die rechte Art.

Das Künstlerische, es heilt im Menschen
das, was in ihm verstimmt ist,
so daß der Geist ihn durchstrahlt,
seine Form erneuert, seinen Körper durchleuchtet,
und er sein Leben führen kann
auf die rechte Art.

Das Künstlerische, es schafft im Menschen
die Brücke zu seiner Besinnung,
so daß er während des Erdenlebens,
bereichert durch die Kraft des Unterscheidens,
den Weg zum Ursprung wiederfinden kann
auf die rechte Art.

L. F. C. Mees

(übersetzt aus dem Holländischen)

Literatur

H. Boos-Hamburger: *Die schöpferische Kraft der Farbe,* Basel 1979.

A. U. Clausen / M. Riedel: *Zeichnen = Sehen lernen,* Stuttgart 1980.

M. Hauschka: *Zur künstlerischen Therapie: Band I, II, III,* Stuttgart 1978.

M. Jünemann: *Der künstlerische Unterricht in der Waldorfschule,* Stuttgart 1980.

Prof. Dr. B. C. J. Lievegoed: *Entwicklungsphasen des Kindes,* Stuttgart 1982.

L. F. C. Mees: *Der bekleidete Engel,* Stuttgart 1978.
– *Krankheit als Segen – Heilung als Aufgabe,* Stuttgart 1984.

H. R. Niederhäuser / Frölich: *Formenzeichnen,* Basel 1983.

M. J. Specht / Chr. Tautz: *Heileurythmie und Medizin,* Stuttgart 1986.

R. Steiner: *Anthroposophische Menschenerkenntnis und Medizin,* Dornach 1971. (GA 319)
– *Nervosität und Ichheit,* Dornach 1974. (GA 143)

F. W. Zeylmans van Emmichoven: *Die menschliche Seele,* Basel 1979.

J. Lusseyran: *Gegen die Verschmutzung des Ich,* Stuttgart 1988.
– *Das wiedergefundene Licht,* Stuttgart 1979.